JN051014

臨床判断
ティーチング
メソッド

三浦友理子
聖路加国際大学大学院
看護学研究科 准教授

奥　裕美
聖路加国際大学大学院
看護学研究科 教授

医学書院

臨床判断ティーチングメソッド

発　行　2020 年 11 月 15 日　第 1 版第 1 刷ⓒ
　　　　2023 年 9 月 15 日　第 1 版第 5 刷

著　者　三浦友理子・奥　裕美

発行者　株式会社　医学書院
　　　　代表取締役　金原　俊
　　　　〒113-8719　東京都文京区本郷 1-28-23
　　　　電話　03-3817-5600(社内案内)

印刷・製本　大日本法令印刷

本書の複製権・翻訳権・上映権・譲渡権・貸与権・公衆送信権(送信可能化権
を含む)は株式会社医学書院が保有します.

ISBN978-4-260-04277-2

本書を無断で複製する行為(複写,スキャン,デジタルデータ化など)は,「私
的使用のための複製」など著作権法上の限られた例外を除き禁じられています.
大学,病院,診療所,企業などにおいて,業務上使用する目的(診療,研究活
動を含む)で上記の行為を行うことは,その使用範囲が内部的であっても,私的
使用には該当せず,違法です.また私的使用に該当する場合であっても,代行
業者等の第三者に依頼して上記の行為を行うことは違法となります.

JCOPY 〈出版者著作権管理機構　委託出版物〉
本書の無断複製は著作権法上での例外を除き禁じられています.
複製される場合は,そのつど事前に,出版者著作権管理機構
(電話 03-5244-5088, FAX 03-5244-5089, info@jcopy.or.jp)の
許諾を得てください.

はじめに

　「Thinking like a nurse：看護師のように考える」この言葉で表現される臨床判断モデルについて，私たちが開発者のタナー先生からはじめて直接話をうかがう機会を得たのは，2014年3月のことでした。当時，聖路加看護大学（現聖路加国際大学）大学院では，未来の看護教育者を育成する Future Nurse Faculty 育成プログラム（以下，FNFP）を開始し，臨床に軸足を置く看護学教員（Clinical Nurse Educator：CNE）を育成するコースを立ち上げたところでした。そして，コースでの教育内容を検討するなかで，熟達した実践を行っている看護師が臨床的な思考を伝える枠組みはないものかと思案していました。

　私たちが後輩や学生のサポートを行うとき，看護の対象となる人々をどのように理解し，ケアを実践するかを伝えるべく努力します。しかし，看護師の思考を伝える際の枠組みや共有できる言葉をもたないために，学習する人々に効果的に伝わらないということがしばしば起こります。そのようななか，臨床判断モデルの「気づき」「解釈」「行為」「省察」というプロセスに出会い，看護師の思考は，そういえばこのとおりだと思わず膝を打ちました。そして，学習者主体の教育を支援する人材の育成をめざした FNFP において，当事者の思考を中心にしたこのモデルと，モデルを活用した教育方法の探究を始めました。

　学べば学ぶほど，看護師自身と組織全体の知識や技術，患者や家族を理解し関係を構築する力，倫理的で安全な環境をつくる力が，患者へのケアの質を決定づけるスタート地点であることを確認しました。また，常に最良な状態をめざして自らの実践をモニターする，看護師の絶え間ない思考のサイクルを示していることを痛感し，シンプルなモデルの奥深さと重要性に気がつくことになりました。このモデルは，使えば使うほど学習者・教育者双方が，新たな学びを得るきっかけをつくるものでした。

　ところで，本書では基本的にタナーが2006年に開発したモデルを，臨床判断モデルと称し，これを主軸とした教授・学習方法について記述しています。これまでのたくさんの幸運な出会いをとおして知ることができた事柄について，私たち自身が数年前に「これを知っていたら役立っただろう」と思うことを，できる限り具体的に掲載しました。さらに，教育の基盤となる理論や，現在の看護教育を取り巻く状況，看護教育に限らない，学習者中心の学びを支援する方法について

も掲載しました。看護教員だけでなく，臨床で実習指導や，新人教育に携わる看護師など，「看護を教える」にかかわる多くの方に活用していただけるよう，さまざまな場面を想定した内容を含めました。看護師が患者に「気づき」，患者を知ろうとする瞬間を表現する臨床判断モデルと同じように，本書が看護を教える方々にとって，学習者とその学習を支援することへの「気づき」を感じるきっかけになれば幸いです。

　最後になりますが，いつでも惜しみなくご自身の知識や実践を伝えてくださった，タナー先生，ラサター先生，ニールセン先生ほか，オレゴン健康科学大学の先生方，臨床判断モデルの可能性を広げる実践や研究を進めた聖路加国際大学大学院看護学研究科の学生・修了生，そしてFNFPをリードし，多くの貴重な機会を与えてくださった，前聖路加国際大学教授 松谷美和子先生に感謝します。そしてここには書ききれない，かかわってくださったすべての皆さまに，心からお礼を申し上げます。

　また，医学書院の編集者 番匠遼介さんには，FNFPのスタート当初から，ことあるごとに支援をいただき，本書の作成にも全面的にお力添えをいただきました。また，同社の近江友香さんをはじめ，多くの皆さまのおかげでこの日を迎えることができました。ありがとうございました。

2020 年秋

三浦友理子・奥　裕美

執筆担当は下記のとおりです。
三浦担当：第 1 部（第 1 章①，②）　第 2 部（第 1 章，第 2 章⑦，第 3 章）
　　　　　　第 3 部（第 1 章，第 2 章）
奥担当：第 1 部（第 1 章③，第 2 章）　第 2 部（第 2 章①〜⑥）　第 3 部（第 3 章）

目次

はじめに iii

第1部　臨床判断能力が求められる看護現場

第1章　臨床判断能力が求められる背景と現代の教育 002

　❶ 本書の基盤となる看護学教育に対する考え方 002
　❷ 臨床判断能力の育成に取り組み始めた経緯 008
　❸ 臨床判断モデルで多様な状況を整理する 010

第2章　看護を取り巻く現状 012

　❶ 看護職の想像力と多様性を生かす 012
　❷ 看護基礎教育制度 017

第2部　臨床判断能力を育成する―思考をはぐくむ

第1章　臨床判断とは 026

　❶ 臨床判断とは―タナーによる概念の探究 026
　❷ 臨床判断モデルの4つのフェーズ 030

第2章　臨床判断能力を育むための教育方法 037

　❶ 事例(case)を使う―看護師らしく考えるために 037
　❷ 「気づく」を支援する 050
　❸ ディスカッションの重要性 054
　❹ 臨床判断能力の育成を支援するリフレクション 057
　❺ 臨床判断能力の評価 066
　❻ コンセプトにもとづく学習方法 073
　❼ 看護実践に向けた思考力の育成 083

第3章　臨床判断のさらなる探究に向けて 093

   ❶ タナーの文献レビュー（2006年） 093
   ❷ カペレッティの文献レビュー（2014年） 094
   ❸ マネッティの概念分析（2018年） 098
   ❹ 3つの文献からの示唆 104
   ❺ さまざまな臨床判断のモデル 107

第3部　学びをサポートするための理論と方法

第1章　看護職の生涯学習を支援する 116

   ❶ 成人学習の特徴 116
   ❷ 自ら学ぶとは―自己調整学習 128
   ❸ モチベーションの支援にかかわる理論 133

第2章　自ら学ぶ力を育成する 142

   ❶ 自ら学ぶ力の育成方法 142
   ❷ 自ら学びを続ける4つの方略 146
   ❸ 自ら学びを続ける看護職を支援するために 151

第3章　研修・勉強会をデザインしよう 154

   ❶ 研修・勉強会をデザインする枠組み 154
   ❷ 学習者のアセスメント 158
   ❸ 学習者と共有できる目的と目標の設定 165
   ❹ 学習者が活性化する研修方法 172

   索引 187

ブックデザイン　松岡里美[gocoro]

第 1 部

臨床判断能力が求められる看護現場

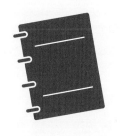

第1章 臨床判断能力が求められる背景と現代の教育

1 本書の基盤となる看護学教育に対する考え方

　私たちは，看護の教育を行ううえで，「学習者中心であること」「生涯，学びを継続できる人となるようにかかわること」「実践につながる学びを意識すること」を大切にしています。本書では，このような考え方にもとづき看護の教育を論じていくため，まずは教育を考えるうえでの立ち位置を紹介します。

学習者中心であること

　From sage on the stage, to guide on the side[1]（壇上の賢人から，寄り添う導き手へ）．

　これは，近年，教育の潮流が学習者を中心に置いた教育を重要視する考え方にシフトしたことを受けて，教える人の役割もまた変化したことを示した言葉です。つまり，壇上からさまざまな知識を浴びせるように伝える役割から，学習者の傍らに立って彼らの目標が達成されるようにガイドする役割への変容を表しています。

　従来の教育は，教える立場にある人が多くの知識をもち，学習する人がそれを吸収していくという関係性でした。このような関係性を脱し，学習者の今までの学習経験を基盤に，学習者が新たなものを創造していけるよう支援するという考え方[1]に教育のあり方が変遷してきました。学習者中心とは，学習者の今を的確にとらえ，その人から出発・生起するような学びの様相を表しています（**図1-1**）。

　文部科学省は，今後の人口・経済・国際情勢の変化に対応しうる人材の育成に向け，「Society 5.0 に向けた人材育成に係る大臣懇談会」[2]報告書の内容を受けた「Society 5.0 に向けた学校 ver. 3.0」[3]をまとめました。そこでは，教員は「ラーニング・オーガナイザー（個別最適化された学びのまとめ役）」としての役割が明

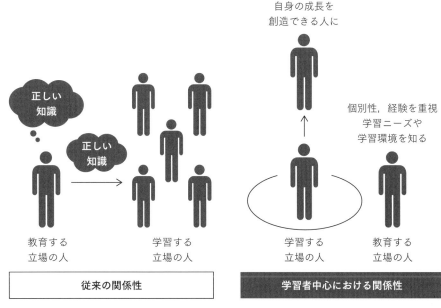

正しい
知識

正しい
知識

自身の成長を
創造できる人に

個別性，経験を重視
学習ニーズや
学習環境を知る

教育する
立場の人

学習する
立場の人

学習する
立場の人

教育する
立場の人

従来の関係性

学習者中心における関係性

図 1-1　変わりゆく教育者と学習者の関係

記され，知識を教える人からの脱却が示唆されています。

　また医療においては，市民(人々)中心の医療(people-centered care)，患者中心の医療(patient-centered care)という言葉で示されるように，対象者が主体である医療のあり方が期待されています。みなさんが看護を始める際には，その対象者がどのような人かを深く知る努力をするのではないでしょうか。入院の経緯，診断，入院の経過，既往症，性格，生活習慣，キーパーソンと，1 人の対象者に対してさまざまな情報を得ていきます。このような相手を知るという行為は，看護を対象者に最適化するために行われています。患者の QOL が高まる医療を行うために，看護職は，医療者の考えを押しつけるのではなく，対象者の考えから出発して最適な健康状態に近づけるよう，並走していくあり方を選択していると思われます。

　教える立場として学習者を支援する際も，同じことがいえます。学習者の今ある認識や行動から出発してはじめて，学習者に変容が起こる学習へとつなぐことができます。学習がその人にとって最適となるように，教育にかかわる人は対象者の認識や行動を把握していくことが必要となります。私(三浦)自身，教育実践をしながら，この大切さを痛感した出来事があります。

　学生と実習に行ったときのことです。学生はリハビリテーションが進まない患

者に対して，全体的なリハビリテーションに関する看護計画を立案していましたが，その計画を日々の看護活動に反映しない状況がありました。当初，私は教える立場として，学生は計画をどのように患者の前で実践するのかがわからないためにアプローチできないのだと考え，実際のやり方を見せつつ一緒に実践を行っていました。しかし，学生の表情は晴れません。

　話を聞いてみると，患者自身がやる気を出さない限りは看護師がどのようなアプローチを行っても無駄であると考えていることがわかりました。その後学生は，患者のやる気が起きる場面を探したり，少しでもモチベーションがもてるような声かけを行うことも含めて看護であることに自ら気づくと，患者へのアプローチが増えていき，その気づきについてカンファレンスなどで語っていました。

　このように，学習はその人の認識や行動から派生してはじめて，深い学びにたどりつくと考えます。学習者が実践の意味を見出していない状況で，教育者が無理やり患者にアプローチをするようにかかわった場合，学生は表面上教員から評価されるように行動するかもしれませんが，看護とは何をすることなのか，という本質的な問いについては疑問をかかえたまま実習を終えるでしょう。

　また，教えた経験がある読者は，多くの内容をレクチャーで伝えたにもかかわらず，学生であれば演習や実習に，臨床看護師であれば実践に生かすことができず，行った教育が反映されない状況に落胆したことがあるのではないでしょうか。これは，学習者にとって伝えた内容が高度であったり，興味を抱くものではなかったり，実践に結びつくイメージがわかなかったりしたことで，学習が実践に転移できなかったことが一因かもしれません。もちろん基礎教育のカリキュラムや臨床での教育計画など，実施しなければならない教育ニーズを充足する必要がありますが，学習者がどのような認識や行動を行っているのかという学習の出発点に合致した教育的アプローチでなければ，教育する人の言葉は学習者にとって自分ごととして受け止められないものとなるでしょう。

　学習者自ら学びにたどりつく学習，つまり学習者が中心となって深い学びにたどりつくためには，学習者の今の認識や行動，レディネス（準備性）を把握することが必要です。学習者のレディネスの把握に関しては，のちの章（　第3部第3章p160参照）で詳しく紹介します。

生涯，学びを継続できる人となるようにかかわること

　現場で看護実践を行っていると，新たな治療方法の導入や，安全対策の変更など，熟達した看護職であっても学習しなくてはならない知識や技術が絶えず出現する状況を実感するのではないでしょうか。また，看護基礎教育で育成できる能力には限界があり，看護職は現場で経験を積み重ねることで成長していく側面があります。専門職として入職した直後には，「新人看護師研修」が行われ，その後も看護師の発達に沿った On the Job Training(OJT)や，off the Job Training (off-JT)が行われます。看護職はこれらを活用しながら，自分の職務を果たすための学習や目標とするキャリアに向けた学習を行っていくことになります。

　看護実践能力については，国内外でさまざまな基準が示されています。その多くには，学習を続けていく能力が位置づけられています。また，国際看護師協会(ICN)の看護師の倫理綱領[4]においても，看護師が学習を継続していくことは看護師の責務として位置づけられています。2009(平成21)年の保健師助産師看護師法の改正において，「保健師，助産師，看護師及び准看護師は，免許を受けた後も，臨床研修その他の研修を受け，その資質の向上を図るように努めなければならないものとすること」という看護師の生涯学習に対する努力義務が明文化されています。

　このように，私たちは関係各所から「自己研鑽せよ」というメッセージを絶えず受け取っていますが，一方で，看護職は対象者に看護を届けるのが最も重要な仕事であり，学生のように学習を本分とはしていません。多くの時間や資源を学習に費やすことには制限があります。多忙な状況をうまく調整し経験を生かしながら，看護の質や安全を担保するために，さらには，自分のめざすキャリアに必要とされる学習を継続することが求められます。

　したがって，生涯学習を実現するためには，目標を自ら適切に設定し，学ぶ内容や方法を工夫するなど，実は高度な学習スキルが必要とされます。学生時代の学びを思い返すと，これらのことはすべてシラバスに書いてありました。一方で，社会人になってからの学びは，自分の学びを自らプロデュースしなければならないのです。看護の学習をする人は，学生であっても多くが大人，成人期にあります。成人学習者として位置づけられる年代ではありますが，看護職として自身の学習をプロデュースしていく難しさを考えると，社会人となったらすぐに生涯学習者として自律的に自身を成長させていける状況は考えにくいでしょう。

　このような状況から，筆者(三浦)は教育を行う際，「生涯，学びを継続できる

人となるようにかかわること」に留意しています。より具体的には，学習者が自分の経験に近づけて考えられるような仕掛けを工夫する，学習の仕方を紹介する，学習を臨床に転移できるような内容にする，などです。

たとえば，臨床看護師にレクチャーする場合には，知識などは事前に読んできてもらうよう簡単な資料を配布し，集まってからは，それらの知識を基盤に臨床的な課題を改善する方法を考えてもらいます。また，この内容に対してさらに学習したい人にお勧めする書籍や学習方法を提示します。レクチャーの進め方も，学習者の発言がレクチャーをする者よりできるだけ多くなるよう努力し，学習者がイニシアティブをもっている雰囲気づくりに努めています。つまり，学習者が自分の経験を活用したり，主体性を発揮しやすいような方法を選択すること，また継続して学習できる方法を提示しています。

学生の場合は，自分の学習に対して自分がイニシアティブをもつという経験が少ない状況を考慮し，学生に選択する余地がある学習方法を設定したり，学習プロセスをモニタリングできるような仕掛けを方法に加えたりしています。具体的には，グループワークのゴールは設定しても発表方法は学生に任せる，そのアクティビティのゴールと方法が理解できているか声をかける，授業・演習・実習の終わりに学習方略を振り返るようなアクティビティを入れる，などです。

実践につながる学びを意識すること

最後に，実践につながる学びをいかにつくるかということです。看護学は実践の科学といわれます。机上の論理でなく，実践として看護の対象者に届いてその価値が高められます。看護に関する教育は，教育の対象者である学習者がいて，さらにその先に看護の対象者がいます。教育を行う際に，どうしても既存の教科書の目次などに沿った内容で進めてしまうことがありますが，今行っている教育が，学習者の看護実践に反映されうるものなのかを常に念頭に置く必要があると考えます。

このように看護実践につながる学びを検討する際，「真正の学習（authentic learning）」の考え方が多くのヒントを与えてくれます。真正の学習とは，以下のように説明されます。

（学生は）実社会と能動的にかかわりをもち，さまざまな経験を積み，その経験にもとづき知識を主体的に構成することで，深い理解を得る。したがって，現実

世界（real world）において専門家が実際に取り組んでいるような真正の誘発課題（authentic driving question）を解決するプロセスを経験することが深い学びにつながる[5]。

　この視点から看護の教育を考えると，現場の看護職が取り組んでいるような課題に対して，学生であれば支援が必要にせよ，学習者が対応できるようになることを看護の教育はめざします。たとえば在宅で療養する慢性心不全が既往にある人を看護する際，看護師は現在の患者のバイタルサイン，体重変動，排尿状況，服薬状況，呼吸状態，疲労感，介護者の状況などの情報から判断し，心不全をもちながら自宅で生活している状況をアセスメントするでしょう。そして，必要なケアや助言，他の専門職との相談を行います。一方で学生が，慢性心不全が既往にある人を在宅の実習で担当する場合，今まで学んできた在宅での看護，心不全の看護，病態生理，治療などの知識を総動員して計画を立てることになります。しかし，これらの学習内容は別々の科目で学んでいたり，内容のつながりを考察できるまでの学習内容の関連が紹介されていなかったりします。現実の看護の現象にひもづけられずに教育される状況では，学んだ知識を，看護で実際に行う実践的な知識に学習者が自ら変換しなければなりません。特に臨床経験が少ない人にとって，この変換作業は難しく，学んだ内容を実践につなげることに困難を覚えがちであるといえるでしょう。

　1つの改善方法として，たとえば臨床看護師が遭遇する状況をもとに作成されたシナリオから学びを展開することが挙げられます。疾病や治療がわからなければそれについて自ら学習し，注視すべき情報を知り，在宅看護師がその場で看護する状況のなかで学ぶことができれば，知識が不足しているときの学習方法，他職種と協働すべきときの見極めなど学び方も含めて，実践につながる学習を行うことができます。このように，看護する状況を基盤にした学習は，臨床判断を学習する際も有用だと考えられます。なぜならば，臨床判断は看護師と患者との反応のキャッチボールのなかで行われるからです。臨床状況をイメージしやすいように学ぶことができる環境をいかに創造するか，そこには教育者の工夫が求められます。シミュレーション教育やケーススタディなどにおいても，臨床の看護の現象から学びをスタートする教育計画を行うことで，実践につながる学びが実現すると考えます。

　ここまで，看護に関する教育を行う際に私たちが大切にしている事柄について

述べました。古代から教育思想家という人が存在したように，教育実践にはかかわる人の理念や考え方が大きく反映されます。私たちも，こうした理念に立ちかえりながら教育の創意工夫を行っています。私たちの所属する聖路加国際大学修士課程では，看護教育学上級実践コースで臨床に軸足を置いて学生や臨床看護師の教育を担当するクリニカルナースエデュケーター（Clinical Nurse Educator：CNE）を育成しています。彼・彼女らは臨床で優れた実践をしてきただけに，修士課程に入学した当初は「新人看護師が育っていない，学校ではどのような教育を行っているのか」と看護基礎教育に対して一言言いたい気持ちをもっている人も少なくありません。しかし，そうした人たちが学生の実習に教員役割としてかかわるなかで，教育への考え方が学習者を中心に置いたものへと変化していくのを目の当たりにします。これは，学生の考えを深く理解しようとする経験から，初学者が看護を修得していく難しさや，それぞれに段階を経た成長があるという考えに至ったからだと思われます。このような看護教育に対する考え方をもった人が行う教育は，学習者を出発点とした，自ら学ぶ人を育成する教育となるでしょう。

　ここまでに示した教育に対する考え方を基盤に，本書では臨床判断能力の育成にかかわる方法や工夫を紹介していきます。

2　臨床判断能力の育成に取り組み始めた経緯

　聖路加国際大学では，2013〜2016 年の 4 年間，文部科学省「看護系大学教育機能強化事業」での助成を受け，フューチャー・ナースファカルティ育成プログラムを実施しました。このプログラムは，看護系大学の教育を充実させるために，将来教員になる可能性が高い大学院生に，教える役割を担う人としての能力をつけてもらうことを目的とした事業です。先述した CNE の育成プログラムの立ち上げと，大学院生に対する教員力（教育・研究・社会貢献）の基礎を育成するプログラムで構成されていました。この事業の外部評価者として協力してくださったのが，クリスティーン・タナー（Christin A. Tanner）です。タナーは，日本でも著名なパトリシア・ベナー（Patricia Benner）と共同研究を行っており，『ベナー 看護実践における専門性─達人になるための思考と行動』（2015 年）などで共同執筆しています。彼女はオレゴン健康科学大学の看護学部長として，オレゴン州内で看護教育を協働して行うコンソーシアム（Oregon Consortium for Nursing Education：OCNE）の創設などを行っていました。

このプログラムにおけるさまざまな出会いから，私たちは臨床判断，そしてタナーの開発した臨床判断モデルについて学ぶ機会を得ました。学びを進めるうちに，これは自分たちが感じていた看護教育の問題点を解決する糸口になるのではないかという期待が膨らんでいったのを覚えています。

　その当時，私たちは看護基礎教育において，以下のようなことを問題ととらえていました。

　1つ目は，座学が実習につながっていないということです。実習に行くと，学生が何をしたらよいのかと迷ったり，たくさんの情報に立ちすくんだりする状況によく遭遇していました。各看護領域の理論を学習し，演習などで看護計画を立てる方法を学んでいるにもかかわらず，患者を前にすると，それまで学んだことが発揮できない学生が多くいました。これは，何か教育に改善が必要なのではないかと考えていました。

　2つ目は，看護基礎教育の学びと臨床看護がスムーズにつながっていないことです。卒業生からは，入職時に壁の高さを感じたとよく聞かされます。1年目の看護師を支援する立場の看護師からも，新人の看護実践能力の低さを指摘されることがありました。

　2012年度より新人看護職員研修が法制化されたことで，1年目看護師の研修内容が充実するのみならず，彼・彼女らを支援して臨床で育成していこうというコンセンサスが醸成されたように考えています。その一方で，看護基礎教育は3〜4年の時間をかけて行われるものであり，卒後，看護職として対象者に看護を届ける時期になって，これまでの学修があまり役に立たないという現象は，改善すべきことなのではないかと思っていました。そのため，看護学として構造化された知識や技術を，学生が臨床状況をイメージしながら学んでいけるカリキュラムや教育方法を模索していく必要があると考えていました。

　3つ目は，看護職の役割の拡大です。近年の保健医療福祉システムのなかで，看護師にはより専門職として自律した役割が求められていますが，それに対応する看護実践能力を育成する教育は行えているのかという疑問がありました。現在，地域でさまざまな健康課題をもちながら生活する人が増加し，看護職の活躍の場は拡大しています。これには今まで以上に多様な視点から複雑な臨床判断を行っていく必要があり，基礎看護教育や継続教育はこれらのニーズに応えているのかと考えていました。

　これら3つの課題の共通点は，対象者を目の前にしたときの看護，それを導く思考をいかに育成していくのかということでしょう。看護職には，時間的な制

約があるなかで，正確に，適切に看護実践を行うことが求められています。臨床看護師は経験を積み重ねることでこれらを自然に上達させていますが，学生や新人看護師にとっては大変高度であり，難解なプロセスです。また，思考プロセスは目に見えないため，技術のように見て学ぶことが困難です。そのため，思考に関しては特に工夫して学習支援していく必要があります。対象者に看護が届くそのときに，看護師がどのようなことに気づき，解釈し，看護を実施し，それを改善し，以前よりさらに患者を深く理解した看護を行っていくのか，臨床判断能力はその看護師らしい思考を育成する際に多くのヒントを与えてくれる概念だと考えます。

3 臨床判断モデルで多様な状況を整理する

　看護学は，看護に関する知識と，看護を必要としている人に適切に提供するための技術を含む実践の科学です。そこで，指導者や教員は学習者の知識の修得を支援するとともに，看護を必要とする人に提供する方法についての学習も支援します。しかし，特にこの方法について教えることはとても複雑で，難しいと感じることも多いのではないでしょうか。

　大きな理由は，看護を提供する対象者や対象者を取り巻く環境や状況，いわゆる文脈が，いつも同じではないことにあると考えます。同じ対象者でも，昨日と今日，病棟にいるときと外来にいるとき，家族がいるときといないときなどでは，求めていることも必要なケアも異なるため，「いつでもこうすれば正解」というような模範解答を提示することができないからです。

　一方，経験の少ない学生や新人看護師は，これが正解といえるような，間違いのない実践に非常に強い関心を向けているようで，しばしば「この方法で合っていますか」や「こうすればよいですか」といった質問をします。当然ながら自分の判断や行動に自信がなく，誰かに確認したい気持ち，または確認する必要があるからです。

　さて，このような質問をされたとき，みなさんはどのように回答しているでしょうか。「今回はそれでよいと思うけれど，別の状況ならこういう方法もあるかもしれない…」といった感じでしょうか。この回答は，正解がわからなくて不安な学習者に，まず「今回は(この文脈では)これでよい(正解)」ということを伝えている点で，とても優れた回答だと思います。

　しかし悩ましいのは，みなさんにとってはあれこれ湧き出るように思いつく

「別の状況」について，どこまで，どのように説明すれば，経験の少ない学習者にもわかりやすく，役に立つように伝えられるのかという点だと思います。

「どこまで」については，学習者が4月に入職したばかりの新人看護師なのか，はじめて実習に入った学生なのかなどによっても異なりますが，「どのように」の部分については，臨床判断モデルの活用が大いに役立つと思います。

それは，臨床判断モデルが，経験豊富な看護師がどのように考えて実践しているかを，4つのフェーズ（段階）に分解して説明したモデルだからです。このモデルは，経験豊富なみなさんが，特に考えなくても自然にできている「別の状況での実践」について，なぜそうなるのかを順序立てて説明することを助けます。また，臨床判断モデルを活用することは学習者にとってもメリットがあります。

臨床判断モデルの順序で説明を聞くことは，すなわち経験豊富な看護師の考え方を知ることにつながるからです。開発者のタナーは，このモデルは「看護師のように考える（think like nurses）」ことを支援すると述べています。看護の知識はあっても，その知識を看護師ならどのように使うのかを知らない学生や新人看護師にとって，臨床判断モデルは知識と実践の間を埋めるための，すばらしい道具になる可能性があります。

引用文献

1) King A：From Sage on the Stage to Guide on the Side. College Teaching, 41(1), 30-35, 1993.
2) Society 5.0 に向けた人材育成に係る大臣懇談会，2019
   https://www.mext.go.jp/component/a_menu/other/detail/__icsFiles/afieldfile/2018/06/06/1405844_002.pdf
3) 文部科学省：教員養成部会（第100回）配布資料8-3　Society 5.0 に向けた学校 ver. 3.0.
   https://www.mext.go.jp/b_menu/shingi/chukyo/chukyo3/002/siryo/__icsFiles/afieldfile/2018/06/20/1406021_17.pdf
4) ICN 看護師の倫理綱領（2012年版）．日本看護協会ホームページ，2012.
   https://www.nurse.or.jp/home/publication/pdf/rinri/icncodejapanese.pdf
5) R.K. ソーヤー（編著），森 敏昭，他（監訳）：学習科学ハンドブック　第二版　第1巻：基礎/方法論．
   北大路書房，2018.

第2章 看護を取り巻く現状

1 看護職の想像力と多様性を生かす

多様化する看護職

　臨床判断能力の育成について述べる前に，看護を教える役割の人に知っていただきたい，看護を取り巻く現状についてお話しします。

　相手の状況にあった最適な看護を実践するためには，可能性や選択肢を考え，そのなかから相手の立場や状況に適した方法を選びとる想像力も必要です。つまり，唯一の正解というより，多様な最適状況を考えることが大切です。多様性といえば，ダイバーシティ（diversity）という言葉を聞いたことがあると思います。人は本来それぞれ性別や人種，宗教，年齢，学歴，職歴，文化など，さまざまな背景をもって存在しています。看護実践において対象者の多様性を理解することは当然ながら，多種多様な人々の違いを受け入れ，違いを生かすことは集団や組織の発展にもつながるといわれています。多様性はそれによる偏見や対立が発生するなど，マイナス面が強調される時代もありました[1]。しかしグローバル化が進む現在，多様性を否定するのではなく，それを生かすという考え方がとても重要です。

　見回してみると同じ看護職でも，年齢や出身地，働き方，これまでの経験などさまざまな人が，さまざまな価値観をもって働いています。

　ここでは，「看護以外の学問を学んだあとで看護職になった人」の話をさせてください。みなさんの周りにも，銀行や百貨店，医療機器メーカー，化粧品会社，航空会社，美容室，介護施設など，さまざまな分野で働いた経験をもつ看護師が活躍していませんか。

　また，いわゆる社会人としての就業経験はなくても，看護以外の学問を学んだあとで看護を学んだ人たちもいるのではないでしょうか。ここでは両者をまとめ

表 1-1　看護基礎教育機関入学者の年齢

年度	入学者総数(人)(%)	年齢						一般教育学歴			
		20 歳未満	20〜24	25〜29	30〜34	35〜39	40 歳以上	大学卒	短大卒	高校卒	その他
令和元	27,197 (100)	22,720 (83.5)	1,502 (5.5)	1,156 (4.3)	921 (3.4)	554 (2.0)	344 (1.3)	1,225 (4.5)	406 (1.5)	25,358 (93.2)	208 (0.8)
平成30	27,963 (100)	22,840 (81.7)	1,698 (6.1)	1,472 (5.3)	1,033 (3.7)	586 (2.1)	334 (1.2)	1,436 (5.1)	484 (1.7)	25,839 (92.4)	204 (0.7)
平成25	26,590 (100)	20,512 (77.1)	2,054 (7.7)	1,977 (7.4)	1,193 (4.5)	632 (2.4)	222 (0.8)	2,393 (9.0)	713 (2.7)	23,111 (86.9)	373 (1.4)

厚生労働省：看護師等学校養成所入学状況及び卒業生就業状況調査/令和元，平成30，平成25年度　学校養成所入学状況，都道府県別（看護師3年課程），第10表より作成．

て「看護以外の経験をもつ看護師」と呼びたいと思います。

看護以外の経験をもつ看護師

　看護以外の経験をもつ看護師が，現在就労している看護師のうちどのくらいの人数を占めているのかについて正確な数字はわかりません。ただ，看護基礎教育機関入学時の人数であればいくつか情報があります。たとえば2013年，ある看護専門学校では看護以外の経験をもつ入学者の割合が約50％であったという報告があります[2]。また，年度によって差はあるものの，厚生労働省の調査によると看護基礎教育機関入学者のうち20歳以上の人の割合は，多いときだと5人に1人以上，大学や短大を卒業してから入学している学生は10人に1人以上の割合であったということがわかります（**表1-1**）。

　高校卒業後すぐに看護学を学び，卒業して看護師になり，看護の世界にどっぷり浸かっている私が「看護以外の経験をもつ看護師」と接していて感じるのは，彼・彼女らがもつ看護以外の学問分野や職場環境で培ったさまざまな経験や知識の価値です。多様な価値観をもつ人たちが集まると，価値観が衝突することもあると思います。しかし，同じような考え方や能力をもつ人ばかりの集団では解決策が見つからないことにも，異なる考え方や力をもつ人が1人でもいれば，解決策を見つけられる可能性があります。また，異なる視点の発想がイノベーションを生む力になるともいわれています。

　さらに，18歳人口が減少しているなか，これからの社会を支える看護師の数の確保という意味からも看護以外の経験をもつ看護師への期待があります。厚生

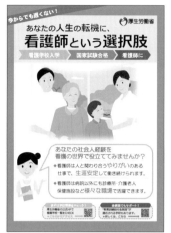
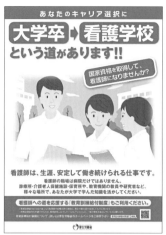

図 1-2　厚生労働省作成の PR ポスター
厚生労働省：看護師養成所における大卒社会人経験者等の養成について.
https://www.mhlw.go.jp/stf/seisakunitsuite/bunya/0000079702.html

労働省は，「看護師養成所における大卒社会人経験者の養成について」というウェブサイトやポスターを作って PR しています（**図 1-2**）。

とはいえ，自分より年上であったり，他の分野で多くの経験をもっている看護学生や看護師を相手に学習支援をするとなると，緊張したり，苦手意識を感じる人もいると思います。その背景にはまずは私たちがもっている「教える人」と「学ぶ人」の関係性に対するイメージがあるのかもしれません。

学校でも家庭でも，多くの場合教える人のほうが年長で，知識も経験もたくさんもっている人であるという印象があります。しかし，年齢は相手のほうが上だとしても，看護についての知識や経験はどうでしょうか。また，いつでも教える側のほうが知識において上回っている必要があるという考え方から，わからないことがあれば一緒に学べばよいという考え方に変わると，教える側の気持ちにも余裕が出るとともに，看護を学び続ける方法を相手に伝えるよい機会にもなります。

そもそも日進月歩の医療の世界では，自分が最新だと思っていた知識が明日には古いものになっている可能性もあり，学習者とともに学ぶという姿勢をもつことは，相手が誰であろうと必要なことだと思います。

また，看護以外の経験をもつ看護師は，その経験が多様であるがゆえに，個別性が高く，学習へのニーズもレディネス（準備性）の異なりも大きいことも，学習支援が難しいと感じさせることにつながっていると思います。「新人看護師なら

表 1-2　看護職員需給予測

（実人員　単位：人）

| | 2016
（平成28）年 | 2025（令和7）年 | | | |
		都道府県報告値 （係数等処理前）	シナリオ①	シナリオ②	シナリオ③
需要推計	1,660,071*	1,801,620	1,880,668	1,897,547	2,019,758
供給推計		1,746,664	1,746,664～1,819,466		

*　平成28年は看護職員就業者数（厚生労働省医政局看護課調べ）
厚生労働省：医療従事者の需給に関する検討会看護職員受給分科会中間とりまとめ（案）資料3．2019．
https://www.mhlw.go.jp/content/10805000/000553127.pdf より一部抜粋．

こんな感じかな」という想定をしても，当てはまらないことが多いのです。ここ
は，一旦「こんな感じ」という想定を外し，学習者を知るという教育の基本に戻る
ことが必要です。また，看護以外の経験をもつ看護師は「人生の先輩」として潜在
的に期待される役割に応えようとする行動が身についている[2]ともいわれていま
す。看護師としては新人でも，社会人として，年長者としてしっかりしなければ
いけないという気持ちをどこかでもっているということです。それなのに，初め
てのことや，慣れないことなど，うまくいかないことが目の前にたくさんあった
としたら，その葛藤は大きいだろうと考えます。

　同じ看護師であっても，教育を受けた場所もさまざまであり，また教育を受け
た時代によっても，異なる内容を異なる方法で学んでいます。その時代において
必要であると考えられていることや，重要だったことを，それぞれ身につけて看
護師になっているはずです。お互いの違いを理解し，強みを生かして力を合わせ
て働くことがやはり必要です。

看護職員の人材確保

　ここで，もう少し大きく，看護職全体の動向について確認しておきたいと思い
ます。

　まずは国内の状況を見てみましょう。日本は，いわずと知れた少子高齢社会で
す。団塊の世代がすべて後期高齢者となる2025年，そして団塊ジュニア世代が
高齢者の仲間入りをする2040年ごろと，まだしばらく看護職へのニーズは高ま
りそうです。看護職の需要と供給（需給）については，概ね5年ごとに推計され
ており，2019年に発表された推計値が現時点では最新です（表1-2）。都道府県
ごとに地域の状況をふまえて算定し，それを国が集約しています。

　都道府県からの報告値によれば，2025年に必要になる看護職員数は約180万

人で，2016年度の就業看護職員数より約14万人増加する必要があると予測されています。また，ここにワーク・ライフ・バランスの充実(超過勤務時間の削減，有給休暇の取得増)を加味した場合，需要は約188〜202万人に増加します。

なお，**表1-2**のシナリオ①は就業中のすべての看護職員が1か月あたり10時間以内の超過勤務を行い，1年間に有給休暇を年5日以上，シナリオ②は同じく10時間以内の超過勤務に有給休暇年10日以上，シナリオ③は超過勤務なし，有給休暇は年20日以上が達成された場合の推計値です。2016年度の就業看護職員数と比較すると，①の場合はあと約22万人，②では約24万人，③の場合は約36万人の看護職員数が必要です。

就業看護職員数は近年は毎年約3万人増加しています[3]。つまり，このままのペースを保つことができれば，需給予測を現実にすることができそうです。しかし，課題が解消されているかというとそうでもありません。

たとえば，これまで子育て支援を中心に行われてきたワーク・ライフ・バランス推進に加え，介護支援への要望も高まる可能性があります。また，看護職員自身も高齢化し，1つひとつの業務や看護技術の提供に時間がかかったり，体調を崩したり，若いころと同じペースでは働くことができなくなる可能性もあります。

働き方改革の議論で，看護師へのタスク・シフティングの検討も進められていることから，看護の業務内容が今よりも拡大する可能性もあります。地域や職場によって看護職が偏在していることも課題です。都市部の大きな病院では充足していても，地方の小規模な医療機関，訪問看護ステーションや介護保険施設においてはそうではない現状があります。やはり今後も働き方，働く時間，年齢や得意分野も多様な人たちが協力して働くことが必要だということがわかります。

一方，海外にも目を向けてみます。世界規模で考えると2030年までに4000万人の保健医療従事者の雇用が新たに見込まれています。そしてその多くが主に中・高所得国に存在し，低所得国では900万人の看護師・助産師が不足するといわれています[4]。やはり看護職は世界的にも需要がある職業です。海外で看護師として働く場合，国籍も言葉も文化も異なる多様な仲間と，協働することになります。

この国籍や言葉や文化の多様性は，なにも海外で働く場面でのみ生じることではなく，国内にいても生じています。その違いをすべて排除していては，必要な労働力を確保できなくなってしまいます。違いは誰でもあるものであり，それぞれの強みを生かし，弱みをカバーしながら増加するニーズに応えることが必要なのです。

2 看護基礎教育制度

　さて，看護職員の需要を満たすにはどうしたらよいかを考えるとき，「現在働いているとされる約166万人の看護職の離職を防ぐこと」「免許をもっていても看護職員として働いていない，潜在看護職員の復帰を支援すること」，そして「これから看護職員になる人たちを確保すること」の3つの方法がみえてきます。ここでは「これから看護職員になる人たち」がどのような教育を受けているのかについて説明したいと思います。

　日本の看護基礎教育制度は複雑で，看護職になるためのルートが多様にあります。多様性を生かすという観点では強みのようにも感じますが，看護職自身がすべてのルートを説明できないほど複雑です。同じ医療職でも医師・歯科医師，薬剤師になるためには，大学の医学部・歯学部，薬学部に通うという1本道しかありません。看護職になるためのさまざまなルートと，そこで学ぶ学生の数を図1-3に示しました。

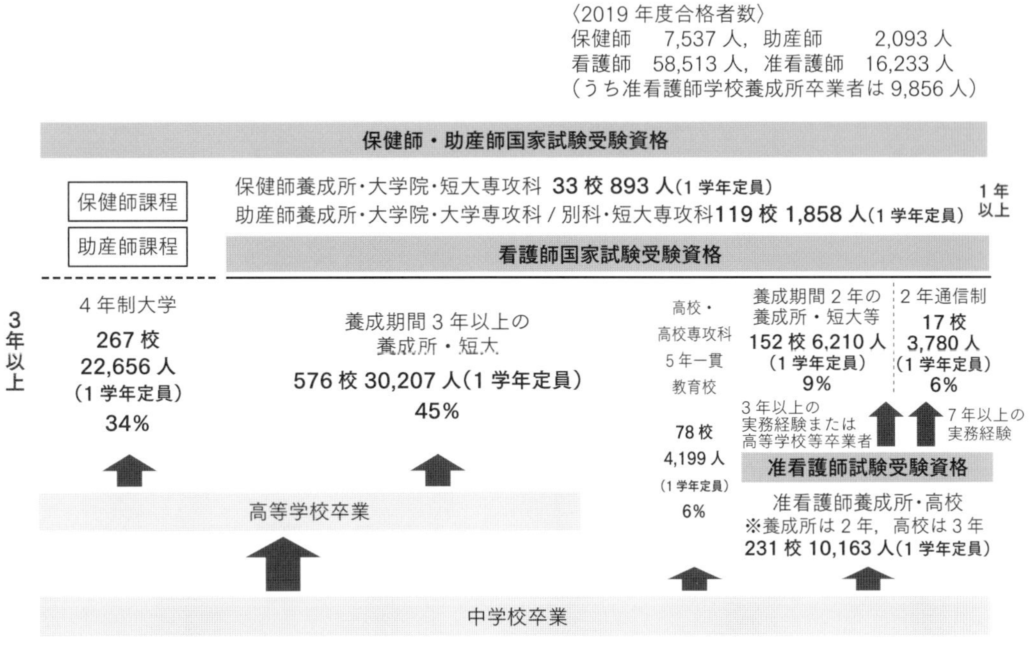

〈2019 年度合格者数〉
保健師　　7,537 人，助産師　　2,093 人
看護師　58,513 人，准看護師　16,233 人
（うち准看護師学校養成所卒業者は 9,856 人）

図 1-3　看護基礎教育制度
厚生労働省：看護基礎教育検討会　平成 30 年 4 月 12 日第 1 回看護基礎教育検討会資料 2. 2019.
https://www.mhlw.go.jp/file/05-Shingikai-10801000-Iseikyoku-Soumuka/0000203414.pdf を参考に作成.

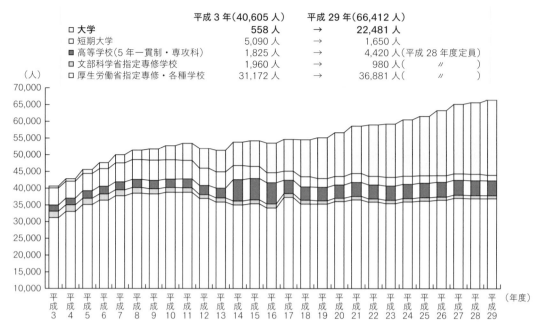

	平成3年(40,605人)		平成29年(66,412人)
□ 大学	558人	→	22,481人
□ 短期大学	5,090人	→	1,650人
■ 高等学校(5年一貫制・専攻科)	1,825人	→	4,420人(平成28年度定員)
□ 文部科学省指定専修学校	1,960人	→	980人(〃)
□ 厚生労働省指定専修・各種学校	31,172人	→	36,881人(〃)

図1-4　看護師学校・養成所の入学定員の推移(2017年5月現在)
http://www.janpu.or.jp/wp/wp-content/uploads/2018/06/monbukagakusyou20180618.pdf

　図1-3のとおり，養成期間が3年以上の養成所や短大(45%)と，4年制大学(34%)，合わせて約80%の人が高等学校卒業後に看護を学び始めます。中学校卒業後5年一貫教育校というルートを選ぶ人は6%，准看護師を経て2年制の養成所や短大，そして通信制の教育機関のルートを選択する人は合わせて15%です。

　近年これらのなかで，4年制大学ルートが急激に増加しています。今から約30年前の1991(平成3)年，看護系大学は全国に11校，入学定員は558人でした。それが約25年後の2017(平成29)年には263校，定員2万2481人になりました。学校数は約24倍，定員数は約40倍です。**図1-4**を見ると，他のルートに比べ，大学ルートを選択した人が急増してきた様子がよくわかると思います。

　みなさんもよくご存知のとおり，これらのうちどの教育機関で学んだとしても，保健師・助産師・看護師として働く前には国家試験を受験し，合格することが必要です。そして国家試験を受験するためには，国が定めた内容を学習していることが求められています。保健師助産師看護師学校養成所指定規則で定められているこの内容は時代に合わせて見直されています。どのように変化してきているかは看護師の基礎教育の変遷をご覧ください(**図1-5**)。なお，2022(令和4)年

表 1-3 教育内容等の見直しのポイント（厚生労働省，2019）

保健師　総単位数 28 → 31 単位に充実

- 昨今の災害の多発，児童虐待の増加のなか，疫学データおよび保健統計等を用いて地域をアセスメントし，健康課題を有する対象への継続的な支援と社会資源の活用等の実践能力を，事例を用いた演習等により強化できるよう公衆衛生看護学の内容を充実
- 施策化能力を強化するため，保健医療福祉行政論において政策形成過程について事例を用いた演習等により充実を図るよう留意点に明記
- 産業保健・学校保健における活動の展開や，健康機器管理等で求められる能力を演習をとおして強化するよう留意点に明記

助産師　総単位数 28 → 31 単位に充実

- 助産師特有のテクニカル・スキル（手技）を技術項目とし，卒業時の到達度を新たに策定
- 周産期のメンタルヘルスやハイリスク妊産婦への対応，正常からの逸脱の判断や移乗を予測する臨床判断能力，緊急時に対応できる実践能力を養うために助産診断・技術額の内容を充実
- 産後うつや虐待等の支援として，地域における子育て世代を包括的に支援する能力が求められていることから，産後 4 か月程度までの母子のアセスメントを行う能力を強化するために地域母子保健の内容を充実

看護師　総単位数を 97 単位 → 102 単位に充実

- 情報通信技術（ICT）を活用するための基礎的能力やコミュニケーション能力の強化に関する内容を充実
- 臨床判断能力等に必要な基礎的能力の強化のため，解剖生理学等の内容を充実
- 対象や療養の場の多様化に対応できるよう「在宅看護論」を「地域・在宅看護論」に名称変更し，内容を充実
- 各養成所の裁量で領域ごとの実習単位を一定程度自由に設定できるよう，臨地実習の単位数を設定

厚生労働省：看護基礎教育検討会報告書の概要．2019.
https://www.mhlw.go.jp/content/10805000/000557242.pdf より抜粋．

度*¹ からは，新たな指定規則が適用されることになっています。看護師だけでなく，保健師，助産師の教育課程で，教育内容の充実のため総単位数が増加しています。

指定規則の改正内容

　今回改正される内容については，保健師では災害や児童虐待，政策化能力について，助産師では特有の手技の獲得や周産期のメンタルリスク，ハイリスク妊産婦について，看護師では情報通信技術（ICT）の活用や臨床判断に必要な能力，多様な場での看護について，基盤が学べるよう変更されています（**表 1-3**）。また，学習内容だけでなく，教育体制や教育環境についても，学生が主体的に学ぶことができるような方法を用いることや，ICT を使った授業を推進することなどが

＊1　2 年課程は 2023（令和 5）年度より適用。

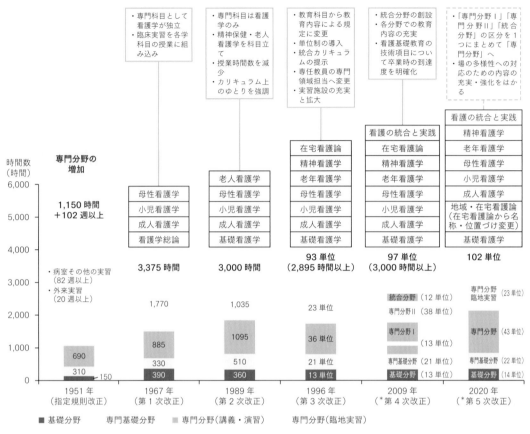

図 1-5　看護師基礎教育の教育内容の変遷

*第 4 次改正までは，厚生労働省：看護基礎教育検討会　第 1 回（平成 30 年 4 月 2 日）資料 2　看護基礎教育を取り巻く現状等について（https://www.mhlw.go.jp/file/05-Shingikai-10801000-Iseikyoku-Soumuka/0000203414.pdf）を参考に筆者作成．第 5 次改正部分については，厚生労働省：看護基礎教育検討会報告書（令和元年 10 月 15 日）（https://www.mhlw.go.jp/content/10805000/000557411.pdf）より筆者作成．

見直しのポイントとされています[5]。

　図 1-5 のなかで私（奥）が注目したい点は 3 点あります。1 つ目は全体の教育時間数の変化，2 つ目が専門分野の増加（分化），そして 3 つ目が実習時間の変化です。

● 全体の教育時間数の変化

　教育時間数は 1951（昭和 26）年に 5,077 時間であったものが，第 1 次改正で 3,375 時間に大幅に短縮，第 2 次改正では 3,000 時間へとさらに短縮されています。第 3 次改正以降は時間数ではなく単位数[*2] も表記されることになりました。93 単位，2,895 時間以上であり，ここでも教育時間数は短縮しています。初めて増加に転じたのが第 4 次改正で 97 単位，3,000 時間以上の講義・実習などを行

うようにすることと規定されています⁶⁾。そして第5次改正では102単位へと単位数が増加しました。なお，第5次改正では教育機関ごとに柔軟なカリキュラム編成ができるようにするなどの理由から，総時間数の規定はなくなり，単位数のみが規定されることになりました。

このデータから，もしもすべての人が20歳前後で看護を学び始めたと仮定して計算すると，指定規則制定時〔1951（昭和26）年〕のカリキュラムで学び始めた人たちは現在90〜70歳代，第1次改正〔1967（昭和42）年〕は70〜50歳代，第2次改正〔1989（平成元）年〕は50〜40歳代，第3次改正〔1996（平成8）年〕は40〜20歳代，第4次改正〔2009（平成21）年〕は20歳代以降ということになります。ちなみに私たちは第2次改正の指定規則で学んだ世代です。みなさんはどの時代に看護を学んだのでしょうか。

◉ 専門分野の増加

前述のように指定規則は変化してきていますが，1989（平成元）年の第2次改正から第4次改正の内容で学ぶ期間が終わる2022（令和4）年（第5次改正）までの約30年間，教育時間数にさほど大きな増減はなかったと感じられると思います。特に第2次改正と第4次改正では総時間数（3,000時間）が同じです。しかし，第2次改正では「老人」「母性」「小児」「成人」「基礎」の5領域であった専門分野が，第4次改正では「看護の統合と実践」「在宅看護論」「老年看護学」「精神看護学」「母性看護学」「小児看護学」「成人看護学」「基礎看護学」の8領域に増えています。全体の時間数は同じくらいで学習する内容が増えるわけなので，1つの内容にかけられる時間は減少することが考えられます。そうすると第2次改正のカリキュラムで学んだ人と，第4次改正のカリキュラムで学んだ人とでは，学び方や学んだ内容に差があったということがわかると思います。

たとえば，さきほど私は第2次改正の指定規則で学んだ世代だと述べました。今となっては看護において欠くことができない「在宅看護論」を，指定規則上は学んでいない世代です。

◉ 実習時間の変化

次に，図1-5の棒グラフの薄い黄色で示されているのが実習時間です。1951（昭和26）年のグラフは，薄い黄色の部分がほとんどです。多くの時間を医療機

＊2　(p20)ここでの単位とは，大学設置基準第二十一条第二項の規定に準じています。同基準では，1単位の授業科目を「45時間の学修を必要とする内容をもって構成することを標準」としています。これには事前学習や復習など，授業時間外に必要な学習時間も含んでいるため，単純に授業時間が45時間ということではありません。講義・演習については15〜30時間，実験・実習は30〜45時間までの範囲というのが基準になっています。

関で実践しながら学ぶ形式であったことがわかります。その後，第1次改正で半分以下の1,770時間，第2次改正では1,035時間になり，第3次改正，第4次改正では23単位(1,035時間)と変化していません。つまり，第2次改正カリキュラムで学んだ以降の世代はみな，指定規則上は同じ時間，実習をしていることになります。

しかし，新人看護師を見ていると，看護学生時代に実習で身につけたはずの実践力が，年々低下しているように感じている人も多いと思います。「最近の若者は……」という風潮はいつでもあるものですが，それだけではありません。専門分野の増加の項で述べたのと同様に，専門分野にひもづいたかたちで実習も以前よりも細かく分野が分かれていますから，全体では同じ時間でも，1つの内容に費やす時間は短くなり，やはり世代によって学び方や内容には違いがあります。

このように実習でさまざまな専門分野を学ぶことになると，多くの場合学生は実習場所を移動します。そこで，「学校で学んだ看護を実際の患者に適用してみる」という実習の本題に入る以前に，異なる実習場所に身を置き，その環境を知り，慣れるという経験をしています。私は学生時代，初めての病院や病棟に行くときは相当緊張し，遅刻しないように必要以上に早起きをしましたし，病棟で使われている言葉や，働いている人たちに慣れるだけで数日はかかりました。新しい環境に慣れるのに必要な時間はそれぞれ異なるとは思いますが，指定規則が変わることによって，看護を学ぶこと以外にも，必要とされる能力が変化していると感じています。

ここまで，看護における多様性，人材確保，基礎教育制度の3つの視点で述べました。この他にも「看護を教える」を考えたとき，影響していることがたくさんあります。

たとえば，看護学生が実習で学ぶ内容には，指定規則による学習内容の変更だけではなく，平均在院日数の短縮，医療・患者安全に対する考え方の変化といった医療提供体制や社会の変化も大きく影響しています。平均在院日数ひとつをとっても，1971(昭和46)年ごろの日本の一般病院の平均在院日数は約40日であったのが，2014(平成26)年には約25日と大きく減少しており，大学病院などに限定すると30〜40日から2週間程度に減少しています[7]。低侵襲な手術や治療方法の開発，リハビリテーションや退院支援の充実など，さまざまな理由が背景にあるわけですが，1人の患者を長期間受け持つことが少なくなるなかで，学ばなければいけないこと，できるようになる必要がある内容も，実習で学んでい

くスピード感も変わってきています。

　患者の安全確保や人権擁護に対する考え方も変わりました。特に侵襲の可能性がある技術を提供する前には，十分な知識・技術の練習が求められるようになりましたし，その練習をサポートする人体モデルやシミュレータの質も高まりました。生活様式も変わり，古くはタオルや雑巾の絞り方，今はお風呂の温度の確認の仕方や，配膳のときのお茶碗とお椀の位置なども，生活のなかで自然に身につくものではなくなってきている気がします。それらが看護に必要なことならば，どこかできちんと学習する必要があるのだと思います。

　さらに，看護職のように資格が必要な職業は，不景気になると人気が高まるといわれています。看護以外の経験をもつ看護学生が看護を学ぶことにしたきっかけの１つは「就職難」であるという研究結果[8]や，米国で景気が厳しかった2007～2008年に急性期病院で働く看護師が辞めなくなった結果，就労看護師数が史上最大になり[9]，余波を受けた新人看護師が就職難に陥ったという報告もあります[10]。どんな人たちが看護師になり，看護師になるのにどのような学習が必要なのかは，医療や看護だけでなく，経済や社会の動向などに大きく影響を受けています。これからは人工知能やロボットも間違いなく影響してくるでしょう。「複雑で変化に富んだ世界のなかで生活する人々の健康を支援する」という看護師の役割を意識し，それを実現できる能力をもつ看護師になるための学習支援の方法を考えていく必要があるのだと思います。

引用文献

1）谷口真美：ダイバシティ・マネジメント－多様性を活かす組織．白桃書房，2005.
2）小坂智恵子：看護師以外の社会人経験のある看護師が仕事を継続していくための効果的な支援とは．看護管理，26(3)，268-273，2016.
3）厚生労働省：平成30年度衛生行政報告例（就業医療関係者）の概況．2019.
　　https://www.mhlw.go.jp/toukei/saikin/hw/eisei/18/dl/gaikyo.pdf
4）ICN, ICM, WHO: International Council of Nurses-International Confederation of Midwives-World Health Organization 2018 Triad Statement, Investments in nursing and midwifery workforces are a key driver of effective health systems, thriving populations, improving health outcomes and prosperous economies. 2018.
　　https://www.who.int/hrh/nursing_midwifery/TriadStatement_18MayFinal.pdf?ua=1
5）厚生労働省：看護基礎教育検討会報告書．2019.
　　https://www.mhlw.go.jp/content/10805000/000557411.pdf
6）厚生労働省：看護師等養成所の運営に関するガイドラインについて．2018.
　　https://www.mhlw.go.jp/web/t_doc?dataId=00tc1593&dataType=1
7）加藤尚子，他：開設者別に見た一般病院の平均在院日数の年次推移－1971年から2014年までの変化．日本医療・病院学会誌，55(1)，19-26，2018.
8）奥裕美：学士号をもつ看護学生が看護教育機関を選択した要因．聖路加看護学会誌，16(3)，28-37，2013.

9）兪 炳匡，他：看護政策研究に大規模データがなぜ必要なのか．看護管理，22(4)，333-337，2012.

10）Buerhaus PI: The shape of the recovery: economic implications for the nursing workforce. Nursing Economics, 27(5), 338-340, 336, 2009.

第2部

臨床判断能力を育成する

―思考をはぐくむ

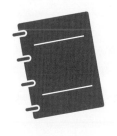

第1章 臨床判断とは

この章では，まず臨床判断という言葉について，文献研究をとおして概観していきます。その後，臨床判断能力を育む教育について紹介します。臨床判断能力を効果的に育成する方法を研究ベースで提示したものはまだ少ない状況にありますが，各医療施設や看護基礎教育機関でそれぞれの教育的な工夫が行えるように，教育の方向性を提示していきます。

1 臨床判断とは―タナーによる概念の探究

臨床判断は，看護職にとって身近な言葉でありながら，説明することが難しい概念です。この難しさは，たとえば便秘に対する温罨法のケアのように，目に見え実態があるものではなく，臨床判断が目に見えない頭の中の思考である点にあります。また，臨床判断は，そのとき，その場の状況によって変化する性質をもちます。同じ疾患をもつ患者であっても患者によって臨床判断の結論が異なります。1人の患者においても，病気の経過や家族との状況などの要因によって，意思決定の結末は違ってきます。このように，ある疾患，ある患者についてどのように臨床判断すればよいのかという問いに対して，考えられる内容がケースバイケースであるために，臨床判断は普遍的な知識として提示しにくく，共通認識されにくいという性質があります。

同時に，あまりに特定の状況に特化すると，汎用性が低く，看護実践や教育に直接役立てにくくなります。

しかしながら，臨床判断に関する教育を考えた場合，臨床判断のプロセスや臨床判断を構成する要素を明示することが必要です。これから，これまでに発表されている臨床判断に関するタナーのレビュー（Thinking like a nurse: A research-based model of clinical judgement in nursing）[1]をもとに，レビュー執筆者の問題意識，レビューの方法，臨床判断の定義と性質について整理します。

なお，臨床判断については，タナー以外にも研究が多数発表されています。それらは第3章（ p93参照）にて概観します。

タナーの問題意識

タナーは，心血管系専門看護師としての豊かな実践経験と，大学での長年の教育経験をとおして，看護師の臨床判断が非常に複雑であり，患者の状況や看護師の知識から部署の文化に至るまで多くの要因が影響することを認識していました。特に，熟達した看護師が行っている適切な臨床判断は，看護の対象者について十分に理解したうえで行われることを強調しています。タナーは，このような複雑な現象を看護過程という1つの問題解決モデルのみで教育していくことにも問題を感じていました。このような問題意識から，研究をベースにした看護師の臨床的思考をありありと表すモデルを文献レビューをとおして開発するに至っています。

レビューの方法

このレビューは，タナーが1998年に発表した"State of the science; Clinical judgement and evidenced-based practice: Conclusion and controversies"を改訂し，71文献を追加してまとめられたレビューです。検索エンジンCINAHLを用い，検索語を"clinical judgement"と"clinical decision making"で設定し収集された約200文献を対象としています。

論文の分析は以下の視点により行われました。
- 看護師がアセスメントや臨床データの選択やデータの解釈や介入に使っているプロセス
- これらのプロセスにおける知識や経験の役割
- 臨床推論パターンに影響を与える要因

臨床判断の定義

タナーは本レビューにおいて，臨床判断，および周辺概念である臨床推論について，以下のように定義しています。

◉ **臨床判断**

　臨床判断は，患者のニーズ，気がかり，健康問題について解釈し結論を出すこと，また行為を起こすか起こさないかの判断，標準的な方法を使うか変更するかの判断，患者の反応から適切にその場で考え出して行う判断である。

◉ **臨床推論**

　臨床推論は，看護師などの臨床家が判断するための思考過程をいう。代替案を生成し，エビデンスと比較して代替案の重みづけをし，最適のものを選択する慎重なプロセスである。パターン認識，臨床的な直感，実証的見通しをもたない反応，実際に取り組んでいる推論に特徴的にみられるパターンなどを含む。

　このように，臨床判断はいわゆるアセスメントのみならず，看護行為や言葉のやり取りも含めて言及しています。臨床推論は，アセスメントしているときの思考過程や性質について焦点を当て述べています。

　タナーはこれらの定義を抽出するとともに，臨床判断に関するレビューの結論として以下の5つを挙げています。

臨床判断における5つの結論

◉ **臨床判断は，客観的なデータよりも，看護師が状況に持ち込むものによって影響を受ける**

　臨床判断を行う際には，状況を把握するためのさまざまな知識が必要となる。経験豊富な看護師が慣れた状況に遭遇した際には即時に状況を理解し直観的に反応できるが，経験の少ない看護師は，分析的に物事について根拠づけていかなければならない。

　また，何がよくて正しいかという看護師自身の倫理的認識や価値認識は，保有する知識，関心を向ける事象，行動の選択，最終的に行う意思決定，提供するケアに関与する。つまり，カルテに書かれているようなさまざまな情報を同じく受け取ったとしても，看護師の倫理観や価値観が臨床判断の結論に影響を及ぼすということである。

◉ **適切な臨床判断は，患者とその人の関心ごととのかかわりと同様に，典型的な反応のパターンをある程度知っていることによる**

　看護師は，患者との日常会話で「患者を知る」。また，病気の経験について聞いたり見たりするなかで，患者が典型的にどのように反応するかを理解するように

なる。しかし，これは暗黙知として言葉で説明されることはない。

　看護師は「患者を知る」という言葉を使う際に，少なくとも2つのあり方を指している。それは，患者の反応パターンを知ることと，人物としての患者を知ることである。「患者を知る」ということは，フォーマルなアセスメントでわかるより多くのことが含まれている。

　患者の典型的な反応パターンを知ることによって，看護師にはその状況におけるいくつかの側面が際立って感じられる。次に今ある像とその患者の典型的な像とを比較することで，質的な違いを認識することになり，患者を知ることができる。そして，患者を知ることによって，個別化した反応と介入を考えることができる。

◉ 臨床判断は状況が起こった背景や看護ユニットの文化に影響される

　臨床判断は，看護が行われる場の政治的・社会的背景の影響を受けているとされる。また，経済的・社会的地位のような，患者要因によって影響を受けるという研究が存在する。

◉ 看護師はさまざまな臨床推論パターンを単独もしくは結合して使用している

　経験豊富な看護師が用いる臨床推論のパターンは，分析的な推論，直観的な推論，ならびに説話的な推論の少なくとも3タイプある。

　分析的な推論では，実践家は状況を要素に分解する。その第1の特徴は，臨床データや達成する成果の見込みと対照化して，代替案を出しながら，これらをシステマティックに合理的な重みづけをすることである。

　直観的な推論の特徴は，類似した状況の経験を活用して，臨床状況を即興的に理解するという機能をもつことである。

　人間の思考は，2つのタイプにもとづいて説明されている。1つは議論の提案をとおした思考である「系列的な思考」，もう1つは物語の語りであり解釈である「ナラティブ（説話）」である。この2つの思考タイプは，人々が見ているものへの意味づけと説明をどのように行っているかという点において相違がある。

◉ 行為の後の省察は，臨床判断における破綻がきっかけとなり，臨床知の発達と臨床推論の改善に向けて重要な意味をもつ

　看護学において省察と臨床判断を関連づけた研究はわずかしかないが，ベナーが看護師の学びのナラティブを記述し，看護師が失敗から学ぶ意思を示したように，いくつかの研究において，実践を省察することにより，臨床判断を向上するきっかけとなるというエビデンスが存在する。

この5つの結論は，画一的に看護診断や看護介入を適用しているような看護への問題意識を反映したものと読み取れます。また特徴的なこととして，一見臨床判断に影響を与えることのなさそうな部署の考え方，看護師の考え方，看護師と患者の関係性などが臨床判断に影響を及ぼすことも示されています。

たとえば，若手看護師が患者の便秘を改善するために温罨法の実施を計画したとします。そこで先輩看護師が温罨法の実施には人手がかかるので便秘薬で対応するようアドバイスすると，温罨法は行わないという判断が優位になるでしょう。一方で，先輩看護師が人手を調整して温罨法を導入するように判断すると，若手看護師の計画は実行されることになります。このように，臨床判断には1人の看護師の判断を超えて部署での意思決定が反映されるという特徴があります。

また，結論の4つ目には，臨床推論にはEBN(evidence-based nursing)のような分析的な思考だけでないさまざまな推論のパターンがあることが示されています。看護師は患者や状況によって臨床判断を変更していることを現実的には感じていると思いますが，このように複雑な思考を明文化していることにこのレビューの価値が示されます。

タナーは，臨床判断における省察の重要性を強調しています。省察による臨床判断の絶え間ない改善は看護の質を高めることでしょう。また，経験学習の視点から，これらの省察は臨床的な学びとして，より選択肢を多く含む患者の反応パターンの認識や看護実践のバリエーションの広がりをもたらすことになります。

タナーはこのレビューの結論として臨床判断の性質を説明し，臨床判断のプロセスモデルを導き出しています。

2　臨床判断モデルの4つのフェーズ

タナーは，こうした結論をもとに，看護師の臨床判断をモデルとしてまとめました(図2-1)。

このモデルでタナーは臨床判断のプロセスを4つのフェーズ「気づく」「解釈する」「反応する」「省察する」で説明しています。そして，コンテクスト・背景・関係性がこれらに影響を及ぼすものとして提示されています。患者の置かれている状況，今までの経緯，患者と周囲の人々の関係性を理解することで，より豊かに「患者を知る」ことにつながります。

ここからフェーズを1つずつ説明します。

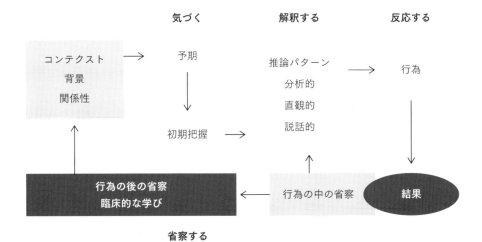

図2-1 タナーの臨床判断モデル
Tanner C: Thinking like a nurse: A research-based model of clinical judgment in nursing. Journal of Nursing Education, 45(6), 204-211, 2006 より. タナー自身の改変を反映.

気づく

　「気づく」フェーズは，はじめの段階として位置づけられています。

　「気づく」とは，間近にある状況を知覚的に把握することです。確定には至らなくても，状況がどうであり，また今後どうなっていくのか予期し，臨床像を全体的に把握する機能をもちます。

　予期し全体的な初期把握をするためには，典型的な患者の反応パターンやそれに対する看護師の対処パターンを知っていることが前提となります。

　パターンに対する知識は，類似した患者に対する実践的知識，経験から看護師が持論化（概念化）していること，または教科書的な知識からもたらされるものです。また，卓越した実践に対する看護師のビジョン，患者の状況に対する価値づけや部署の文化は気づきに影響します。

　看護師の臨床状況への気づきと初期把握は推論パターンの引き金となり，手元にある患者データの意味づけと行為の方向性を決定する看護師の解釈をサポートします。

　「気づく」フェーズを実際の看護実践場面で考えてみます。

看護師が「気づく」こと

事例の概要　Aさん　現在，一般病棟に入院中の72歳男性

診断：左下腿の蜂窩織炎　22病日目

あなたは夜勤での受け持ちで，Aさんは一般病棟に転棟後7日目。

現病歴：入院1週間前より左下肢の痛みを訴えていた。入院当日，長男が独居の本人宅を訪ねたところ，受け答えに緩慢さがあり，発熱がみられた。自力での立位保持困難であり，下肢の腫脹が強いことから，救急車要請。上記診断，加療目的でICU入室となった。

入院後の経過：入院時敗血症性ショックの様相をきたしており，人工呼吸管理，循環管理，抗菌薬投与を開始した。抗菌薬投与1週間後解熱がみられ，循環状態が安定した。ICU入室12日後人工呼吸器から離脱し$O_2$10Lリザーバーマスクに，14日までに食事の経口摂取が開始されたため，一般病棟に転棟となった。

現在は$O_2$4L/分nasal投与中。$SpO_2$94%。何度か酸素投与量を減量したが，SpO_2が低下し減量が順調でない状況であること，活動量が増加していかないことを申し送られた。

　このエピソードを読んで，経験のある看護師であれば，「一般病棟に入院中の72歳男性Aさん，診断：左下腿の蜂窩織炎　22病日目」という情報だけで，「ずいぶん入院が長くなっているな」と感じるでしょう。また，それにとどまらず「かなり炎症が強かったのかな」「敗血症になってしまったのか」とその原因を意識なく予測するかもしれません。治療期間が延長していることに気づいたり，その原因を予測することは，基本的な知識もさることながら，今までの看護実践の経験が大いに関与しています。

　また，経験を重ねていれば，「ICU入室12日後人工呼吸器から離脱し」という情報から，「人工呼吸器からの離脱に時間がかかっている。今の呼吸状態にも関係しそうだ」と【予期】するかもしれません。そして，「現在は$O_2$4L/分nasal投与中。$SpO_2$94%。何度か酸素投与量を減量したが，SpO_2が低下し減量が順調でない状況であること，活動量が増加していかないこと」を申し送られたことから，「酸素化能の低下が遷延している。活動量が上がっていないし無気肺によるもの？」などと何らかの【初期把握】を行うでしょう。また，その初期把握に何か説明がつかないものがあれば他にも原因を探っていく必要があると結論を決めすぎずに，代替候補の余地を残すように思考することがあります。タナーがいうように，「気づく」フェーズは看護師が知覚している状況であり，以上のような過程を必ずしも言語化せず，短い時間で感じています。

解釈する

　「解釈する」とは，後に続く「反応する」に向けて状況理解を進展させることです。「解釈」によって，把握しているさまざまな情報の意味づけを行い，介入の方向性を決定していきます。解釈に用いられる推論は，分析的な推論，直観的な推論，ならびに説話的な推論（ナラティブ・シンキング）という少なくとも3タイプが存在するとタナーは述べています。看護師は，思考パターンを単独もしくは複合的に用いて，患者を解釈しています。

● 分析的な推論

　実践家は，まず状況を要素に分解します。その第1の特徴は，臨床データや達成すべき成果の見込みにもとづいて多数の代替案（判断結果のバリエーション）を出し，それに対して系統的で合理的な重みづけをしていくことです。

● 直観的な推論

　類似状況としての経験を活用して，臨床状況を即時的に理解することです。

● 説話的な推論

　ストーリーの語りであり解釈である「ナラティブ（説話）」を基盤としており，問題解決技法などに代表される系列的な思考とは異なります。重要な出来事をストーリーとしてまとめ上げ，それらのストーリーを人に話すことで，これらの経験を意味づけるというナラティブの側面を反映したものとなります。

　それでは，事例をもとに「解釈する」について考えてみます。

エピソード 2

さまざまなタイプの推論を用いて患者を知る

事例の概要	Bさん　80歳男性
	食道がんの内視鏡手術後5日目。既往に非結核性抗酸菌症があり，在宅酸素を導入していた（0.5 L/分）。 バイタルサインを測定したところ，体温＝36.8℃，血圧＝150/82 mmHg，心拍数＝92回/分，呼吸数＝28回/分，SpO$_2$＝88〜90%であった。昨日と比較し意識レベル（GCS，グラスゴー・コーマ・スケール）は変化しない。問いかけに対して適切な応答をするが，昨日に比べて発語がなく，うなずくなどの返答である。

看護師は，前日に言語的に応答していた患者と比べて「発語せずにうなずくなどで返答している」状況に疑問を抱きます。「グラスゴー・コーマ・スケールでは変化は示すことができないが，昨日より元気がない。呼吸回数も多くなっているし，もしかして CO_2 ナルコーシス？　1年前，CO_2 ナルコーシスでレスピレーターをつけて ICU に行った C さんも同じように元気がなくなっていた」と今までの経験から【直観的な推論】を行います。

事例の概要 （つづき）	この状況に疑問を抱き，医師に報告し，動脈血ガス検査が行われたところ，$pH = 7.087$, $pCO_2 = 144.4$ mmHg, $pO_2 = 70.9$ mmHg, BE（base excess）= 9.6 mmHg, $HCO_3^- = 41.6$ mmol/L, $SaO_2 = 91.2\%$ であった。 この結果を受け，B さん，B さんの家族との話し合いの内容を思い出し，これ以上の B さんの様態悪化にそなえ，B さんや家族の意向をそのシフトの責任者に伝え，対応を共有した。

動脈血液ガス検査の結果より，「やはりアシドーシスであるし，pCO_2 が高い」と【分析的な推論】を働かせます。これは，直観的な推論で候補に挙がった推論を証拠づけていく過程と考えられます。また，このような分析的な推論によって治療が変更されるかもしれないという予測がつくと，患者や家族は処置に関して説明を受けて自分たちで決めたいという意向をもっていることを考え，家族の来院の時間を調整したり，医師の説明がうまく行われるように家族の意向を伝えたりという行為につながる【説話的な推論】が行われます。

このように，「解釈する」のフェーズでは，さまざまなタイプの推論を動員して，看護師らしい推論を行っている状況が示されます。

反応する

「反応する」とはある状況に対して適切と考えられる看護介入（行為）を決定し，実際に看護を行うことです。解釈と反応は，ほとんど時間的ブランクがない即時的である場合と，そうでない場合とがあります。

介入（行為）後の患者の反応を介入（行為）のアウトカムとして認識することで，後に続く省察への萌芽となります。

省察する

「省察する」とは，行為のプロセスにおいて看護活動への患者の反応に関心を向けることです。省察によって看護行為とアウトカムの関連づけを行うことで，看

護行為を評価することにつながり，成果を念頭に置いた責任のある実践をめざすことができます。

また，省察を行うことによって，臨床判断を含む看護実践能力を発達させる機会となり，臨床的な学びとして示されています。

「行為の中の省察」は，患者を「読む」能力を基盤として，アセスメントにもとづく介入を暗黙知的に調整することです。「行為の後の省察」とそれに続く臨床的な学びによって，実践的知識の発展や，推論のパターンを獲得し，同じような状況での臨床判断をより適切に行うことができるようになります。

「反応する」フェーズと「省察する」フェーズを事例で確認します。

反応から省察へ

事例の概要	Cさん　手術翌日の患者
	活動量を上げるため頭部を45度挙上すると（行為），気分不快の訴えがあった（結果）。顔面蒼白であり，血圧を測定すると90/60 mmHgであった。

このような場合，Cさんの顔面蒼白【結果】を確認しただけで，「起立性低血圧か」と【直観的な推論】を行い，看護師はすぐに頭の挙上をやめる，または挙上をもとに戻すでしょう【反応】。そして，血圧の測定やヘルスアセスメントをしながら，分析的な推論を進めます。そして「手術翌日のため，運動負荷に対する耐性がかなり低下している。急な活動量増加は負荷が大きいようだ。慎重な増加が必要だ」と行為の結果を「省察」し，さらなる看護実践や推論につなげます。このように，気づく → 解釈する → 反応する →【行為の中で省察】するというサイクルは，看護実践を行っている間に循環し，そのときの患者に最適な患者への看護実践を生み出しています。

また，たとえば看護の学習を始めたばかりの看護学生が，この状況をみて，状況について看護師と対話するような【行為の後の省察】を行うことが考えられます。「術後患者の初回歩行の際に起立性低血圧が起こる頻度が高い」ということが臨床的な学びとなって，患者の反応パターンの1つとして学習者に蓄積されます。

臨床判断モデルの改訂

　2022年，タナーが新たなモデルを発表しました[2]。今までのモデルと比較して，臨床判断のプロセスを示す基本部分に大きな変更はありませんが，各プロセスのつながりや内容がより詳細に説明された改訂となっています（**図 2-2**）。

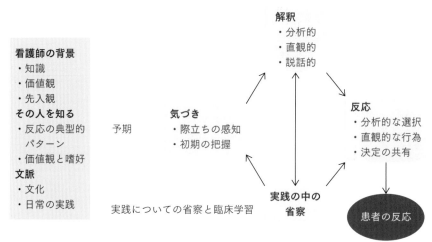

図 2-2　臨床判断モデル　改訂版
Lucille Joel: Advanced Practice Nursing: Essentials for Role Development, 5th, Edition, 225, F. A. Davis, 2022. タナーの許諾，確認を経て，細田泰子，根岸まゆみによる翻訳.
細田泰子，根岸まゆみ，三浦友理子，奥裕美：「臨床判断モデル」の改訂ポイントを読みとき，活用につなげる. 看護教育，63（4），458-463.

　主な変更点を手短に紹介します。1点目は，臨床判断の前提となる部分について，「看護師の背景」「その人を知る」「文脈」と整理され，詳しい内容が示されました。2点目は「気づき」のフェーズに「際立ちの感知」が加わりました。熟達した看護師などは，重要な事柄を浮き上がって見えるかのように感知している状況を指します。3点目は，「反応」に「分析的な選択・直観的な行為・決定の共有」という内容が加筆されました。さらに，各フェーズの循環性がわかるモデルとなり，実際の看護師の思考が理解しやすくなりました。

引用文献

1）Tanner C: Thinking like a nurse: A research-based model of clinical judgment in nursing. Journal of Nursing Education, 45（6），204-211, 2006.
2）Tanner, CA, Messecar, & Delawska-Elliot, B（2022）Evidence-based Practice in Joel, L. Advanced Practice Nursing: Essencials for Role Development. New York: Spring.

第2章 臨床判断能力を育むための教育方法

1 事例(case)を使う―看護師らしく考えるために

　はじめに,「臨床判断能力を育むための教育方法」をお伝えするこの節に,「看護師らしく考えるために」という副題をつけた理由を説明します。臨床判断モデルのプロセスは,看護師が日々患者や利用者を目の前にしたときに行う思考をモデル化したもので,前章で紹介した,タナーが2006年に臨床判断モデルを発表した論文のタイトルは"Thinking like a nurse: A research-based model of clinical judgment in nursing"でした。コロンの前を直訳すると,「看護師らしく考える」や「看護師のように考える」です。

　臨床判断モデルは,看護師が考えや判断を繰り返し行いながら実践するプロセスに関する多くの論文を分析して開発されました。臨床判断モデルを活用し,そのプロセスを学ぶことは,すなわち「看護師らしく」または「看護師のように考える」方法を学ぶことにつながります。私(奥)も臨床判断モデルを知ったとき,「そうそう私も,臨床ではこんなふうに考えていた」と感じ,「看護師らしく考える」という表現がとてもわかりやすいと思いました。

　なお,臨床においては「看護師らしく考える」だけでは十分ではなく,考えたことにもとづく実践ができるようになる必要があります。

臨床のエキスパートの知をどう伝えるか

　学習者が「看護師のように考える」ことを支援するには,教える側に確かな知識に裏打ちされた,豊かで優れた臨床実践の素地,つまり,臨床のエキスパートとしての能力が必要です。これは,WHO(世界保健機関)[1]や,NLN(全米看護連盟)[2]が提示する看護教育者のコンピテンシー(能力)でも指摘されています。

　臨床判断モデルの開発者であるタナーに,看護教育者に必要な能力は何かを尋

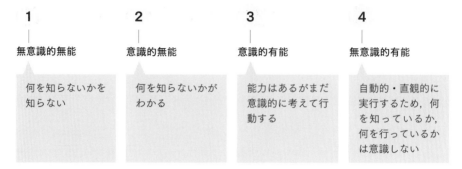

図 2-2　熟達のモデル
スーザン A. アンブローズ, 他(著)/栗田佳代子(訳):大学における「学びの場」づくり―よりよいティーチングのための 7 つの原理. p.100, 図 4.2, 玉川大学出版部, 2014 に著者加筆.

ねると, やはり実際に看護する力であり, 特定の教える分野については CNS (Clinical Nurse Specialist, 専門看護師)並みの実践力があるとよい, と語っていました。

　しかし, 優れた臨床実践をする看護師が, 必ず看護教育のエキスパートであるかというと, そうではないことがあると思います。読売ジャイアンツ終身名誉監督, ミスタープロ野球の長嶋茂雄がホームランの打ちかたを聞かれ,「スーッと来た球をガーンと打つ」と答えたという伝説があるように, その道のエキスパートが, そのまま教育のエキスパートでもないのです。

　この理由を熟達のモデル(**図 2-2**)を使って, 少し説明したいと思います[3]。

　エキスパート, つまり熟達のレベルが上がった人たちは, スキルや知識を自動的, 直観的に実行できる「無意識的有能」の段階(**図 2-2 の 4**)にあります[1]。長嶋茂雄ならボールが来たら打つ, 看護師の場合も患者の状態を見たらパッと的確に動けるというレベルです。いちいちどうしてそうなるのかを考えているというよりもむしろ直観的にできてしまいます。

　一方, 学生などの初学者や新人看護師はまだ知識や経験が少なく, 自分が何を知らないかを知らない「無意識的無能」の段階(**図 2-2 の 1**)です。初めて何かをするときに,「わからないことが, わからない」とか「何を知らないかもわからない」という状態に陥ったことがあると思います。あの状態です。

　そして「何を知らないかを知る」ことができる「意識的無能」の段階(**図 2-2 の 2**)になり, 能力はあるけれどもまだ意識的に考えながら行動する「意識的有能」の段階(**図 2-2 の 3**)へと進みます。

　「無意識的有能」の段階にあるエキスパートが「無意識的無能」の初心者の学習を支援しようとするとき, 思考の段階を 3 段階前に戻し, なぜそうしたのか, そ

うするためには何を知っている必要があるのかなどを，分解して伝える必要があるのです。ボールが「スーッと来る」は自分から見てどのくらいの距離に来たことをいうのか，「ガーンと打つ」のガーンはどのくらいの強さで，バットのどこをボールに当てることなのかなどをあえて意識化し，具体的に伝える必要があるということです。

ところで熟達のモデルに関連して，もう1つ加えてお伝えしたいことがあります。それは，無意識的無能の状態にある初心者に「わからないことがあったら，声をかけてください」と言っても，彼らはまだ「わからないことがわからない」ので，声をかけることができないかもしれないということです。わからないことに気がつける人は，1つ上の段階「意識的無能」にいます。想定外のことが起こって「わからないことがあったら声をかけてと言ったのに……」となる前に，学習者がそうした声かけができる段階にある人なのかどうかを，教える側も見極める必要があるということです。

思考発話

まず，「看護師のように考える」実践的な学びを考えるうえで，日々の実践のなかで活用できる「思考発話」について説明します。

思考発話(think aloud)の think は「考える」，aloud は「声に出して」や「大声で」という意味です。私たちは口に出してはいなくても，実際には頭のなかで絶え間なく考えをめぐらせながら実践しています。実践している本人にその状況や考えを声に出してもらうのが思考発話です。これは、声に出して語ってもらった内容をもとに，問題解決や意思決定の様相を知るために研究で用いられた手法[4]が基盤にあります。

看護に限らず，医療や教育，スポーツの分野などで，実践者がそれをしながら何を考えているのか，つまり実践中の認識(in-performance cognitions)を知るための研究が多く行われています[5]。熟練看護師の思考を学習者に伝える方法としても優れており，タナーも，看護師らしく考えることを支援する方法の1つに思考発話を紹介しています[6]。

具体的には，実践のなかで，「何に気づき，どう解釈し，だからこのように行動しているか」を発言し，それを学習者に伝えてもらいます。まずは，指導者側に思考発話を促し，学習者に伝えることをとおして，熟練看護師の思考過程を学ぶ，つまり臨床判断のプロセスを学ぶ方法を研究した池田[7]のエピソード(**表2-**

表 2-1　エピソード：エキスパートによる思考発話

新人看護師（D さん）は，脳出血にて入院中の患者 E さんを受け持っていた。D さんは E さんの SpO₂ 低下を知らせるモニターアラームを聞き，ベッドサイドへ向かった。E さんは，鼻カニューレによる酸素投与中で，口を開けて眠っていた。 D さんが呼吸苦の有無を問いかけると，E さんは「鼻が詰まっているんだよ」と答えた。D さんは鼻をかんでもらおうとティッシュペーパーを渡したが，E さんはうまくかめなかった。その後も E さんはウトウトし，呼吸に合わせて一時的に SpO₂ が低下していた。D さんは先輩看護師（F さん）へ相談した。	
D さん ①	E さんの SpO₂ 低下のアラームが鳴り部屋に行ったら，E さんは眠っていました。起こして聞いたら鼻が詰まっているそうです。だから酸素が吸えず SpO₂ が低下しているのだと思います。鼻がうまくかめないし，どうしたらよいでしょうか。
F さん ①	本当に鼻が詰まって酸素を吸えなくて SpO₂ が低下しているのであれば，鼻閉を取り除く必要があるので，吸引をしましょう。
D さん ②	はい，わかりました。
F さん ②	でもね，私ならばこれまでの経過表を見ます。E さんは夜間になると一時的に SpO₂ が下がります。先ほど E さんが眠っていたということは，睡眠により呼吸が浅くなって，換気量が下がり，SpO₂ が低下していたのだと思います。でも，D さんの言うように鼻閉による SpO₂ 低下の可能性もあり得るから，まずは吸引をしてみましょう。

池田葉子：臨床判断力開発のための「思考発話」．看護教育，57(9)，716-718，2016 を一部修正．

1)を参考に，解説したいと思います。

　このエピソードの新人看護師 D さんとエキスパートである指導者 F さんのやり取りを見てください。D さんの「E さんの鼻閉を取り除く方法」に対する回答として，「本当に酸素が吸えなくて SpO₂ が低下しているのなら，吸引をする（**表2-1 の F さん①**）」という F さんの回答は，これだけでも十分である気もします。しかし，F さんはさらに自分が D さんの立場ならこう考えて行動する，という思考を発話しています（**表 2-1 の F さん②**）。F さんが 2 つ目の発言をしてもしなくても，D さんは「E さんに吸引をする」という行動をすることはできると思います。しかし，その行動をしながら D さんが観察する項目が，おそらく変わってくるということは，みなさんも想像ができると思います。1 つ目の発言までしかなければ，D さんは単純に鼻閉を取り除くための吸引をしたでしょう。しかし，2 つ目の発言を聞いていたから，そのとき E さんが眠っているか，覚醒しているか，ということにも注意ができるようになります。多くの経験や知識にもとづく情報から状況を推論する F さんの思考の中身を聞くことによって，D さんはより深い思考と判断にもとづく実践ができるようになるということです。

　このエピソードでは，新人看護師と指導者は同時には患者をみてはいませんでしたが，いわゆるプリセプターシップや，実習中の学生と指導者のように，教える側の立場の人と学習者がペアになり，同時に同じ患者を受け持っているときな

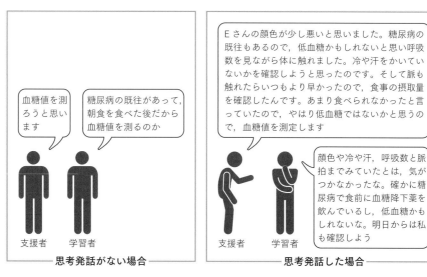

図 2-3　思考発話の効果

どにも指導者が思考発話することは，さらに有効です。

　たとえば，指導者の看護師は糖尿病の既往があり，血糖降下薬を服用中である患者の顔色の悪さに気づき，近づきながら呼吸の仕方や呼吸数を見つつ患者の肩に触れ，発汗状態を確認しながら，自然に橈骨動脈を触知して脈拍を測り，朝食の摂取状況を患者に聞いたうえで，低血糖状態を疑い，血糖値を測定することにしたという状況があったとします。

　学生はこの看護師と一緒に患者の部屋に行き，同じ状況を共有していますが，学生の目に見えたのは，「看護師が朝食後の訪室で，患者に朝食の摂取量を確認した」ということだけで，看護師ならばごく自然に行える行動とその意味や，背景にある思考にまではなかなか考えが至りません。そこで，指導者が，実は自分は何を見て，何をしていたのか，そのとき何を考えていたのか，を口に出して学生に伝えることで，学生が看護師の実践の中身を知り，次に同じような状況を見たときには，看護師の行動の意味を理解することができたり，自分でも似たような行動をすることができるようになるのです（図 2-3）。

◉ 思考を伝える大切さ

　ところで，思考発話の重要性を指導する看護師や教員に伝えると，「簡単に答えを伝えていることになる」と戸惑う声[7]や，「すべてを伝えてしまっては，学習者が自分で考えなくなってしまうのでは」などと心配する声を聞くことがあります。個人的には，忙しい臨床の場面で患者や利用者のケアを担う看護師には，少しでも早く熟達者に近づいていってほしいと思います。答えを聞いて学ぶことが

できるような内容なら，それを聞いて自分のものにすることは，患者や利用者のためになると思います。また，看護師の思考を聞くことで，学習者は看護師の一挙手一投足の背後に思考があること，そしてその考え方を学ぶことができます。このような学び方をした学習者は，看護師の思考の重要性や複雑性を認識し，日々の実践で自らその行為の意味を考えるようになると思います。もし，それでも考えなくなる看護師の誕生を心配するなら，学習者にも思考発話してもらう機会をつくることを提案します。いま，なぜその行為をしたのか，その背景にどんな考えがあったのか，などを指導者とともに考えてみるのです。これはいわゆるリフレクションです（ p57 参照）。

展開する事例学習

　また，「看護師のように考える」実践的な学びを考えるうえで，教室での講義や研修会など，臨床から離れた場所で学ぶとしても，できるだけ患者や利用者のいる現実的な場面を想定した学び（「真正な学習」）をしたいところです。

　ヒントとなるのは，事例（case）から学ぶ方法です。事例を使った学習はすでに多くの場面で活用されていますが，事例の選択にあたっては，多くの実践で求められる学習内容を包含する核となるようなものを考える必要があるといわれており，「メガケース」とも呼ばれます[8]。メガは10^6（10 の 6 乗）のことで，そのくらい大きな（重要な）ケースという意味です。

　事例を使った学習方法でも「展開する事例学習」（unfolding case studies）は，よりリアリティのある学び方ができるよう工夫された方法です。unfolding は，展開する，広がる，という意味です。

　この方法では，一度にすべての事例の内容が提示されるのではなく，学習の進行に合わせて，数回に分けて提示されます。臨床の患者の状況は実際には刻々と変化しているので，「展開する」事例を用いることで，学習者はよりリアリティを感じることができます。

　また，いくらよい事例を準備しても，学習者のレベルやニーズに合っていなければ，当然ながらその事例の価値を十分に理解し，学習することができません。基礎教育においてももちろんですが，特に継続教育の場面では，さまざまな経験年数の看護師や，経験年数は同じでも経験の中身がまったく異なる看護師が集まることも多々あります。

　そのようなときは，たとえば使用する事例の概要を事前に伝え，わからない点

を学習しておいてもらう，基本的に知っておくことが必要な事項を全員に伝えてから研修を始めるなどの工夫をして学習者の事前の知識を整えておくことが必要です。学習を始める前に，学習者の事前知識を整えることで，計画した学習内容が学習者に伝わりやすくなり，より役に立つ学習機会の提供につながります。また，看護師としての実践能力に伴う知識だけではなく，組織や部署によって使用している「用語」が異なり，それが学習者の理解を妨げることもあると思います。一般的な用語を使う，略語やわかりにくい言葉には解説をつけるなどの工夫も必要です。

◉ 教室で行う「展開する事例学習」

「展開する事例学習」の例として，"Educating Nurses"[9]（日本語版『ナースを育てる』[10]）で紹介されている，リサ・デイ（Lisa Day）教授が行った講義の例を示したいと思います。対象は看護学修士課程の1年生です。学生は前の授業でGさんについて，45歳の女性で肺炎の診断で入院し，入院後にHIV陽性であることが判明したということを学んでいます。

講義例

患者の変化に合わせて質問する―肺炎で入院したGさん

Gさんはいま，敗血症の症状が出ており，クリティカルな状況で集中治療室に入院しています。

この時間議論すること（以下の質問項目が書いてある大きな紙を掲示する）

- ✔ この患者に関するあなたの懸念はなんでしょうか。
- ✔ その懸念の原因はなんですか。
- ✔ どのような情報が必要ですか。
- ✔ あなたはそれについてどうしますか。
- ✔ Gさんは，どのような経験をしているのでしょうか。

デイ教授はこれらの質問項目を軸にした学生の回答をもとに，Gさんの臨床的状況について解説します。その際，敗血症の病態生理学的状況と，刻々と変化するバイタルサインや血液ガス，白血球数といった検査データを提示します。看護師として考え，実践する役割を重視するとともに，現場の医療者チームの役割分担についても説明します。そして，Gさんが敗血症性ショックの状況においてど

のような体験をしているのかについても考えることを忘れないよう，頻繁に患者の経験という視点に立ち戻ります。

〔Benner P, et al：Educating Nurses. Jossey-Bass, San Francisco, p133, 2009より〕

　ポイントは，敗血症が起こるとこうなる，という教科書に書かれているような説明をするというよりも，敗血症に至る過程で実際にGさんの心拍数や血圧，呼吸数のデータの変化や乳酸値の異常といった経験を，学生と共有することです。この間デイ教授は，学生が敗血症について学ぶためのきっかけをうまく提示し，学生が能動的に疑問をもち，Gさんの状況を正しく臨床判断することを支援していきます。たとえば呼吸状態が悪化し，挿管し，人工呼吸器を使用することになった場面では，「この状況で看護師がすべきことはなんでしょうか」などと，学生の思考を次の段階に進めるための「足場掛け（scaffolding）*1」となるような質問をします。

　また，本物の挿管チューブを学生に見せ，挿管に伴うさまざまなリスクや挿管中の患者のケアについて学生が考えられるように支援します。同時に科学的根拠にもとづいた看護ができるよう，最新のガイドラインなどを提示します[11]。このように，あたかも目の前にGさんがおり，観察し，判断し，ケアを提供した結果，事例が展開し進んでいくことで，学生はGさんの経験をとおして，看護師の臨床判断の過程を学習することができます。この授業を受けた学生は「このクラスでは，私たちの想像力は物語（事例）に引き込まれ，『看護師として』対応することを求められる説得力がある」[11]と言っています。

　また，この授業は，敗血症とその看護を学習することを目標にしていたと読み取ることができると思います。つまりデイ教授は，敗血症とその看護の要素がつまった典型的な事例としてGさんのケースを選択したということです。この授業は「敗血症」をコンセプトとして学習したものだと考えられます。コンセプトにもとづいた学習方法は，臨床判断の理解にも効果的だといわれているのですが，その理由がこのような教育実践例からもわかります。コンセプトにもとづく学習方法についてはp73を参照してください。

◉ 紙上で学ぶ「展開する事例学習」

　教室に学習者を一斉に集める，という方法は学校では日々行われていますが，

＊1　足場掛けとは，学習目標の達成に向けた上り階段があるとして，学習者がその階段を一段ずつ上ることができるように，地固めをしたり，文字どおり足場を掛けたりするという学習支援の方法です。デイ教授の場合は，足場掛けとして学生に適した質問をしています。

働き方改革の影響などから，臨床の現場では徐々に当たり前ではなくなっていると思います。また，集まりたいと思っても場所を確保したり，日程をそろえたりするのが難しいこともあると思います。そこで「展開する事例学習」を紙上で展開すれば，いつでも好きなときに学ぶことができるように工夫することが可能です。教育者と学習者がリアルタイムで交流しているわけではないので，教室で行う「展開する事例学習」に比べれば臨場感はありませんが，自分のペースで学習できるというメリットがあります。具体例として，「排泄」と「免疫」について学習することを目的として，畠山が作成した，杉下さん（仮名）の事例[12]を紹介します。

　この事例では，エピソードが1〜3まで3回展開します。「あなた」は「杉下さん」を受け持っています。紙上事例ではあっても，学習者が少しでも事例にリアリティを感じられるようにと考えて工夫されています。対象は卒業年度の学生や新人看護師を想定しています。

事例の概略と主な学習項目

学習コンセプト	メイン	排泄
	サブ	免疫
主な学習項目	排泄 ①　腎臓の主要な機能と腎機能評価指標について列挙できる	
	☑ 老廃物（尿素窒素，クレアチニン，尿酸）の排泄	
	☑ 体液の恒常性の維持	
	☑ 骨代謝との関連	
	☑ 腎機能を調べる検査（血液生化学検査，糸球体機能検査など）や身体所見	
	排泄 ②　急性腎障害（acute kidney injury：AKI）をきたした患者の観察ができる	
	☑ 急性腎障害の定義，原因	
	☑ 腎機能が障害されたときの症状と観察	
	免疫 ①　自己免疫疾患について簡潔に述べることができる	
	☑ 自己免疫疾患が発生するメカニズム	
	☑ 自己免疫疾患に特徴的な症状	
	免疫 ②　ステロイド薬（副腎皮質ホルモン製剤）長期服用患者の周術期看護について述べることができる	
	☑ ステロイド薬の作用と副作用	
	☑ 周術期におけるステロイドカバーの目的	
	☑ 副腎不全の予防と観察	
	☑ ステロイド薬服用患者への退院指導のポイント	

事例の概要	杉下さん　70 歳代女性
	独居。既往歴に全身性エリテマトーデスがある。
	夕方，自宅 2 階で洗濯物を取り込むために踏み台に乗ったところ，足を滑らせて転落した。翌日の日中，他市に住む長女が電話をしたところ杉下さんがなかなか電話に出ないため心配になり，様子を見に行くと，杉下さんは 2 階で倒れていた。すぐに救急車で搬送され，右大腿骨転子部骨折の診断で緊急入院となった。

あなたは，日中緊急入院をした杉下さんを夜勤帯で担当しています。

👤 **杉下さん**　まったくこんなことになるなんて……。1 人暮らしだから，起き上がれなくなっちゃって一晩じっとしていたわ。まだ全然動けないし，トイレも行けないし困ったわ。

👤 **あなた**　一晩倒れたままで，不安でしたね。手術までは骨折した骨の位置がずれないように安静にしていることが必要なので，ベッドから降りて歩くことができません。お手洗いもベッドの上でしていただくことになります。そういえば，入院してからお小水をしていないですね。大丈夫ですか？

👤 **杉下さん**　ええ，今はお小水をしたい感じはないから大丈夫よ。それに念のためと思って，ふだんから尿取りパッドをつけているの。

（ナースステーションで）

👤 **あなた**　先輩，杉下さんが入院してから 5 時間経つのに，まだ 1 回も尿が出ていません。さっき排尿を促したのですが，今は大丈夫と言われてしまいました。このまま朝まで様子を見てよいでしょうか。

❓ **質問**　杉下さんの排尿がないことの原因として，考えられるものを列挙してください。

❗ **解説**　排尿がない場合は，以下に示した腎前性，腎実質性，腎後性の 3 つの原因が考えられます[13]。

① 腎臓に血液が十分に送り込まれず，尿が生成できない【腎前性】

　腎臓の糸球体には，心臓が送り出す血液の 1/4 が流入し，1 日に約 180 L の原尿が作られます。原尿は尿細管を経る間に水分と必要な物質（電解質やブドウ糖，アミノ酸など）が再吸収されるため，最終的に尿として生成されるのは原尿の 1% 程度です。

腎臓に血液が十分に送り込まれなければ，尿は十分に生成されません。出血や体液の喪失などによる循環血液量の減少，心機能の低下による心拍出量の減少，敗血症やアナフィラキシーショックによる血管抵抗などで，必然的に尿が生成できなくなります。

杉下さんの場合，一晩2階で倒れており，その間十分な飲食ができていないため，脱水をきたしているかもしれません。

② 腎臓そのものに問題があり，尿が生成できない【腎実質性】

腎血流が十分にあったとしても，糸球体や尿細管そのものに病変があり，糸球体ろ過量が低下した場合には尿量減少をきたします。主な原因には，（1）急性尿細管壊死，（2）急性間質性腎炎，（3）急性糸球体腎炎・ループス腎炎，（4）腎梗塞があり，それぞれの発生には薬剤や感染症が関連しています。急性発症の場合，注意すべきは薬剤性の腎障害です。多くの薬剤は腎排泄性であり，抗菌薬・造影剤・鎮痛薬などの使用により薬剤性の腎障害をきたしている場合があります。詳しくは「薬剤性腎障害診療ガイドライン2016」[14]で確認することができます。

杉下さんの場合，骨折について詳しく評価するためのCTやMRI検査で造影剤を使用したり，骨折に対して鎮痛薬を投与している可能性があるため，薬剤性腎障害の可能性も考えられます。

また，杉下さんは既往に全身性エリテマトーデスがあり，ループス腎炎をきたしていることも考えられますが，急性発症か否かの判断には，杉下さんの入院前の排泄状況に関する情報が必要です。

③ 尿は生成されているが，排尿ができない【腎後性】

腎臓で尿は生成されていても，うまく排尿ができない，つまり尿管・膀胱・尿道といった泌尿器の機能に問題がある場合もあります。結石や前立腺肥大，悪性腫瘍による尿路の閉塞や，神経因性膀胱による排尿機能障害，さらに抗コリン薬による薬剤性の尿閉をきたしていることも考えられます。この状態が続くと尿が体外に排泄されなくなり，水腎症をきたし，腎盂内圧が上昇して尿が生成されなくなります。

杉下さんの場合，もともと泌尿器機能に問題はなかったため考えにくいですが，ベッド上排泄という排泄様式や環境の変化，羞恥心などにより，尿は生成されているがうまく排尿ができないということも考えられます。

尿が膀胱内に貯留しているかどうかは，下腹部に超音波エコーをあてる，もしくはカテーテルを挿入してみることで確認ができます。

その後，腎機能の悪化に対する治療を行い腎機能が改善したため，杉下さんは明日手術を受けることになりました。

⚗ **あなた**　杉下さんの術前準備をしていて気がついたのですが，明日ソル・コーテフ®の点滴が追加になっていました。ソル・コーテフ®って，ステロイド薬ですよね？　手術は感染のリスクもあるのに，なぜわざわざステロイド薬を使用するのかわからなくて……。

♀ **先輩**　よいところに気がつきましたね。杉下さんは，プレドニゾロンを内服していましたね。長期にステロイド薬を使用している場合，特別な対応が必要になります。

? 質問　長期にステロイド薬を内服している患者が手術を受ける際に，ステロイドの追加投与（ステロイドカバー）が必要である理由を述べてください。

! 解説　ステロイド薬を長期にわたり服用している場合，外因性にステロイド薬を投与されることにより副腎が萎縮し自らの機能を果たさず，手術などのストレスに対して本来認められる適切なコルチゾールの分泌が低下します。そのため，ステロイド薬の長期服用者は手術などのストレスが加わった場合，副腎不全に陥りやすく，副腎不全が起こると致死的なショックなどをきたす可能性があります。コルチゾールの分泌低下を補うためにステロイドの補充が必要であり，これをステロイドカバーといいます[15]。

　ただしステロイドカバーは，ステロイド薬を服用している全例に実施するというわけではありません。3週間より長期にわたりプレドニゾロン 7.5 mg/日相当以上内服している患者や，クッシング症候群を認める場合など，副腎不全に陥るリスクが高い場合にステロイドカバーが検討されます[15]。

　侵襲時はどのような場合でも通常のステロイド量は最低限継続することが必要ですが，実際のステロイドカバーの量は侵襲の程度により異なるため，医師・薬剤師に確認することが必要です。ステロイド薬には易感染性などの副作用はありますが，副腎不全に陥るリスクと比較し，ステロイドカバーを行うほうが安全であるとする考え方が一般的です。

エピソード 3

無事に手術が終わり，リハビリテーションが始まりました。比較的スムーズに離床ができたため，10日後の退院をめざすことになりました。

杉下さん　こんなに早く歩けるようになるとは思わなかったわ。
ただ，また骨折したらどうしようと心配よ。以前から転ばないように気をつけているんだけど，主治医の先生からも「骨が弱いから，くれぐれも気をつけるように」って言われてしまって。

あなた　順調にリハビリテーションが進んで，私もうれしいです。そうですね，もう骨折はしたくないですよね。杉下さんはプレドニゾロンを内服していますから，骨折だけでなく，退院後も気をつけたほうがよいことがあります。

杉下さん　まあ，そうなのね。ぜひ教えていただきたいわ。

? 質問　杉下さんへの退院指導のポイントについて，プレドニゾロンを長期内服していること，腎機能障害をきたしたことを視野に入れて考えてみましょう。

! 解説　杉下さんは，プレドニゾロンを長期服用していることから，易感染性，創傷治癒遅延，骨粗鬆症の観点を加えて退院指導をすることが望まれます。

退院指導の例
【感染予防に関して】
　「杉下さんがいつも内服しているプレドニゾロンは，全身性エリテマトーデスの症状を抑えるかわりに，副作用もあります。ご存知かもしれませんが，たとえば感染しやすいことや傷が治りにくいことがあります。そのため，今回手術をしたところの表面はシャワーと石けんで清潔に保つことが大切です。もし赤くなったり，腫れてきたり，膿が出たりする場合は，傷が感染を起こしていることが考えられるので，すぐに受診をしてください。それから，手術では骨を固定するための金属を入れているので，これも感染の原因になります。痛みが強くなったり，熱が出たりした場合も受診をお願いします。
　また，日頃から尿取りパッドをお使いになっているとのことでしたが，こまめにパッドを取り替えて清潔を保ち，水分補給をしっかりとしてください。膀胱炎や腎臓の障害を防ぐことにつながります」

【骨折予防に関して】

　「プレドニゾロンの副作用だけでなく，ホルモンの影響もあり，女性は年齢を重ねると骨が弱くなりやすいです。杉下さんは，手術で骨を固定する金属を入れましたので，もし転んでそこに力が加わってしまうと，再度骨折してしまう危険性があります。ご自宅に帰る前に，ご家族と一緒に生活動線の確認や，いつも使っている物（スリッパや踏み台など）の点検をして，転ばずに安心してご自宅で過ごせるように準備しておくとよいと思います」

事例作成：畠山有希〔聖路加国際病院 クリニカル・ナースエデュケーター（CNE）〕

　繰り返しになりますが，「展開する事例」を活用する利点は，やはり日々刻々と変化する患者や利用者の状況に合わせて，臨床判断を繰り返すという，看護師の思考過程を模擬的に学習するのに非常に優れている，ということだと思います。特に学生や新人看護師は，エキスパートと比べて，「いま」生じている課題には気づくことができても，未来に生じる可能性がある出来事の予測が難しいことが多いと思います。経験を積んでいる看護師であれば当然思いつくことでも，患者の「明日」や，「1か月後」「1年後」などを経験したことがなければ，どうなっているか想像することが難しいからです。

　「展開する事例」は，いまある課題の解決が，次の課題を防止したり，別の新たな課題を生じる可能性があること，次にこんなことが起こるかもしれないと予測することを，疑似体験できる学習方法です。

　事例をつくる際は，学習者に合わせてその患者・利用者の典型的な臨床上の変化から，生じることはまれでもリスクの高い状況や，個別性の高い支援といったより複雑な内容を学べるように事例を組み立てる必要があります。できるだけリアリティのある事例をもとに，経験豊富な指導者や教員とともに事例を展開していくことで，学習者が熟練看護師の思考を追体験するように学習することができると思います。

2 「気づく」を支援する

　ここからは，無意識的有能の段階にあるエキスパートが初心者に臨床判断のプロセスを伝える方法について解説します。先ほど，エキスパートが無意識に行っていることをあらためて分解して意識化し，伝える必要があると述べました。この分解の道具としても，臨床判断モデルを活用することができます。

臨床判断モデルでは，目の前の状況を知覚的に把握する「気づく」が，臨床判断のプロセスの4つの様相の1番はじめに位置づけられています。なお，「気づく」の前提にあるのは，状況の文脈（コンテクスト），看護師の背景，患者との関係であり，これらがその先に続く臨床判断の中心的役割を果たすと考えられています。臨床判断能力の育成を支援するにあたっては，教える側が学習者の「気づく」の前提になる準備状態を正しく評価したうえで，気づくことができるように支援する必要があります。ここでは，「気づく」を支援する方法のうち「間違い探し演習」と「気づくラウンド」を紹介したいと思います。

　みなさんも，学生や新人看護師と一緒に患者のケアをしていて，自分が「あれ，何か変だな？」と気がつくことにも，学生や新人看護師は気づいていないと感じたことはありませんか。

　たとえば，患者Hさんの部屋を，学生や新人看護師と一緒に訪室したとして，あなたはHさんの顔を見て一瞬で「あれ？　唇が紫？　チアノーゼ？」と気がつき，次に何をすべきか考えているときに，一緒にいる学生や新人看護師が普段と変わらない様子で「おはようございます，よく眠れましたか」などと話しかけている，といった場面です。

　逆に，先輩看護師などのエキスパートは気がついた患者の異変に，自分は気がつかなかった，ということもあると思います。さて，この差はどこから生まれるのでしょうか。

　お察しのとおり，「気づく」の背景には，似たような状況の経験や知識の蓄積があります。臨床判断モデルで言えば，状況の文脈，看護師の背景（知識も含まれます），患者との関係（その患者のことをどれだけ知っているか）といった部分の蓄積です。そして，経験で培ったその知識をどこで使うのかを知っているから，「気づく」ことができるようになるのです。ということは，「気づく」力を育むためには「似たような状況の経験と知識」を蓄積できるような支援をすることが有効だ，ということになります。

間違い探し演習

　はじめに紹介するのは「間違い探し」です。この方法は，「展開する事例学習」の項で紹介したデイの職場であるデューク大学で実施されていました。

　はじめに学習者に学んでほしい・気がついてほしい視点を意図的に盛り込んだ「状況（この場合は間違いを含んだ状況）」をつくっておき，学習者はその状況に身

を置きます。そして見た状況のなかで自分が間違っていると思うところを指摘します。

たとえば，ベッド回りの安全を学ぶための演習例は（図2-4）のようなものが考えられます。

デューク大学では，観察を終えた学生を数人集めてグループにし，リストに書かれた内容を学生同士でディスカッションしたあと，もう一度グループ全員で室内に入って観察し，最終的に何が修正すべき点であるかをまとめるという作業をしていました。

この演習はいわゆる授業時間内ではない時間帯に実施されていました。演習室のオープン時間であれば，学生は昼休みや放課後，いつでも集まって，自由に学習できるように工夫されていたようです。

1人で観察したあとで正解を渡す，はじめからグループで同時に部屋を観察するなど，学習者の人数や物品の数などによって，実施方法は多様にアレンジできますし，学習者のレディネスに合わせて指示書や仕掛けの内容を変えれば，描ける状況も無限です。学習者にとっては，宝探しのようなゲーム的要素もあり，楽しんで学習できる方法だと思います。

気づくラウンド

気づくラウンドは，タナーが教鞭をとっていた，オレゴン健康科学大学で行われている学習方法です。

先ほど，チアノーゼに気がつかない学生や新人看護師の例を書きました。学生も新人看護師も「チアノーゼとは何か」の知識はあり，チアノーゼによって唇の色が悪くなるということは知っているとしても，「それが臨床でどのように観察されるのか」や，「唇の色が悪いとは具体的にどのような色か」を知らないために，エキスパートのようにすぐに気がつくことは困難です。

みなさんも，自分が学生や新人看護師だった頃を思い出してみてください。チアノーゼになると唇は白っぽくなるとか，紫色っぽくなると学校では学びましたが，実際の患者さんの唇の色は，そんなに白っぽくならない人もいれば，紫色でもない人もいて，千差万別です。

知識としてはもっていても，目の前で起こっている現象が「それだ」と気がつくためには，知識だけではない「きっかけ」が必要です。そこで，「これがあのチアノーゼか」とわかるようになるための方法の1つが，気づくラウンドです。

①～③の手順で行う。
① ベッド回りの環境について，臨床場面で何に気がつく必要があるか，学習者が見落としがちなところはどこかなどを考え，学んでほしい内容を「仕掛け」として盛り込んだ部屋を準備する。
② 学習者に状況とこれから何をしてもらうのかを伝える指示用紙（例）を渡す。
③ 学習者は部屋に入り，制限時間まで室内を観察し，気がついたことをすべてリストに記入する。

指示用紙（例）

この部屋は〇山〇代さん（〇歳）の病室です。
あなたはいまから〇山さんの部屋に入りますが，いくつか修正する必要がある（間違っている）箇所があります。間違っていると思う箇所をできるだけたくさん探してきてください。その際，そう思う理由も考えておいてください。「安全な患者の環境」について学んだ視点を生かしてください。探し終わったら，控室でお待ちください。
制限時間は5分です。準備ができたら，部屋に入ってください。

〇山〇代さんの紹介
〇歳　女性　診断名〇〇
安静の指示：ベッド上安静，頭部挙上〇度まで
点滴：△△（100 mL/時）で持続投与中，膀胱留置カテーテル挿入中

〈修正が必要な（間違っている）箇所のリスト〉

	修正が必要な箇所	そう思う理由
1		
2		

「仕掛け」の一例

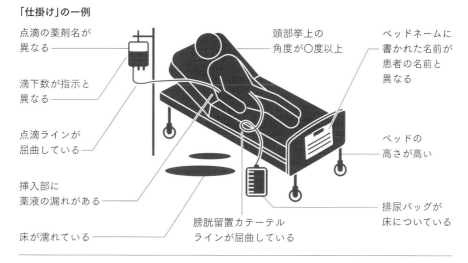

図2-4　ベッド回りの安全について学ぶための「間違い探し」演習の例

表 2-2　気づくラウンドの実施例

① **呼吸器系疾患について学ぶ**
　事前に呼吸器系疾患について学習しておく。生理的側面，症状，行われるケアなど，看護に必要な要素について学んでおく。

② **患者に出会う**
　グループに 4 人の学生がいたら，それぞれ慢性呼吸不全，喘息，肺炎（若年者と高齢者）など，呼吸器系疾患がある患者をそれぞれ受け持つ。患者や必要ならカルテなどから，① で学習した内容がどのように臨床的に現れているのかを確認する。

③ **気がついたことをシェアする**
　たとえば午前中に ② をしたら，午後は ③ を行う。それぞれが受け持った「呼吸器系疾患」という共通の課題をもった患者の状態について，共通点や相違点を学習する。その後，可能であれば，全員ですべての患者をラウンドし，話し合ったことの実際を確認する。

　たとえば，**表 2-2** のように 4 人の学生がそれぞれ同じ課題をもつ患者を受け持ち，その課題が臨床的に示す状況の違いと共通性を話し合い，理解を深めます。「呼吸器系疾患」がある患者をそれぞれ受け持ち，酸素化が不良で唇の色が悪い患者がいた場合，A さんではこんな色，B さんではこんな色，と観察します。そしてもちろん唇の色だけでなく，呼吸数や呼吸の仕方，顔色，皮膚の冷感など，呼吸器系疾患があると起こる多様な臨床的な状況を集中して学習します。

　教育する側としては学習者がこのラウンドを経て，何に気がつくことができればよいのかという目標，つまり学習のゴールを定め，そこに到達できるように支援することが必要です。

　この方法は学生だけでなく，新人看護師や臨床看護師への学習支援においても活用が可能です。学部生の事例では，学生 1 人がそれぞれ 1 人の患者を受け持ちますが，通常受け持ち患者が 1 人ではない臨床看護師であれば，実際の複数の受け持ち患者を呼吸器系疾患をもつ患者として，患者によって症状の類似している点と，異なっている点に気がつくことができるように支援するなどの方法が考えられます。

3　ディスカッションの重要性

　ディスカッションは，学習者が臨床判断能力，つまり「看護師らしく考える」ことを学習するためにとても重要です。同じくオレゴン健康科学大学のアン・ニールセン[16]（Ann Nielsen）の実習では，一般的な受け持ち実習で行われるような患者の全体的なケアは行わず，よりディスカッションを重視する教育を行っています。

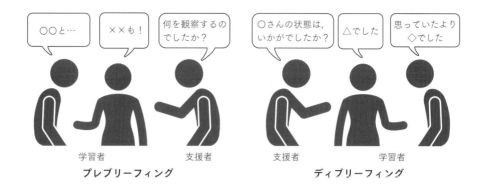

プレブリーフィング　ディブリーフィング

　ここでは，ディスカッションは，学習前，学習中，そして学習後に行われます。特に学習前(pre)の話し合いの時間をプレブリーフィング，学習後(post)の時間をディブリーフィング(ポストカンファレンス)の時間と呼び，どちらも重要視しています。

　プレブリーフィングでは実習や演習，学習活動が実際に始まる前に，その活動で学習することを確認します。「これからどんなことを観察するのだと思う?」や「そう予測する理由はなぜ?」といった質問によって，学習者は予習したことや，過去の経験を思い出すことができます。すると，実際に患者の目の前に行った際に，学習してきたことと，目の前の出来事をつなげて想起しやすくなります。学生の実習であれば，患者に出会う前の過度な緊張を和らげるきっかけにもつながります。

　ディブリーフィングはシミュレーション教育でも頻繁に使われています。国際的な看護シミュレーション教育の学会であるINACSL(International Nursing Association for Clinical Simulation and Learning)は，計画的なディブリーフィングは将来の実践力の向上のために必須であると提言しています[17]。

　実習や演習において，学習した内容について振り返り，何があったかをあらためて話し合うことで，学習者が自己を客観視し，学習内容を固定化することにつながるといわれています。「患者の様子はどうでしたか」「患者はどのように行動していましたか」「予測していた状況と同じでしたか」「それを見てどう思いましたか」など，学習目標に合わせた質問をします。

　プレブリーフィング・ディブリーフィングはいわゆるシミュレーション教育に限らず，どちらも学習を効果的に行ううえで重要な時間です。

臨床判断能力の育成を支援する問いかけ

　ディスカッション，プレブリーフィング，ディブリーフィングなどにおいて，学習者に対する教える側の質問や問いかけが非常に重要です。特に，学習者の臨床判断能力の育成には，臨床判断モデルを活用した学習ガイド[18]が参考になります。そこには，問いかけの例（**表 2-3**）なども載っています。

表 2-3　臨床判断モデルを枠組みにした問いかけの例

背景	● その状況に気づいたときのあなたと患者の関係性はどうでしたか。（例：患者や家族との過去の接点，関係の深さ） ● このような状況で看護を提供する際，役立ちそうな過去の経験はないですか。既存の知識（例：生理学，心理学，コミュニケーションスキル），似たような状況で患者を支援するのに役立ちそうな看護の経験や，個人的な経験はありませんか。 ● この状況での看護師の役割は何だと思いますか。 ● この状況で働く看護師として，あなたはどんな役割があるという信念をもっていますか。 ● この状況についてどのように感じましたか。
気づく	● この状況についてはじめに何に気がつきましたか。 ● 患者や家族ともっとかかわったとき，どのようなことに気がつきましたか。
解釈する	● この状況について，あなたは何が起こっていたと考えましたか。（例：原因，潜在的な解決策，気づいたパターン） ● 以前に似たような状況に遭遇したときの状況を教えてください。最近の状況と比べて，似ている点や異なっている点について考えてみてください。 ● この状況について考えるとき，他にどのような情報（例：アセスメントデータ，エビデンス）が必要でしたか。それらの情報はどのように手に入れましたか。問題解決のために指導者からどのような支援を得ましたか。 ● （結論）あなたが観察したことや獲得した情報から，何が起こっているという確信を得ていますか。その考えは，観察内容や情報とどのように関連していて，整合性はありますか。病態生理学的な視点や精神的な視点も含めて考えてください。
反応する	● この状況について考えてみたところ，患者や家族のゴールやスタッフがすることは何だと考えましたか。どのような看護実践や介入を実施しましたか。 ● 患者や患者以外のこの状況にかかわる人々に対して看護を実践したとき，あなたがストレスに感じたこと，困ったことを説明してください。
行為の中の省察	● 何が起こったのですか。患者や家族，スタッフはどのように対応しましたか。あなたは次に何をしますか。
行為の後の省察	● この経験をとおして広がったり，増えたりしたと思う看護の方法を 3 つ教えてください。 ● もしもまた同じ状況に遭遇したとき，今回とは異なる方法を取ると思うことを 3 つ挙げてください。 ● 将来また同じような状況に遭遇したときに身につけておくことが必要だと思う知識や情報は何でしょうか。 ● この経験をとおして生じた，あなたの価値観や感覚の変化について教えてください。

Nielsen A, et al: Guide for reflection using the clinical judgment model. Journal of Nursing Education, 46(11), 513-516, 2007 を筆者訳（一部加筆）.

4 臨床判断能力の育成を支援するリフレクション

リフレクション（省察，振り返り）は，すでに看護教育の多くの場面で用いられています。プリセプターシップ期間中，プリセプターが新人看護師に「今日の振り返りをしようか」と声をかけ，その日経験したことを思い出しながらまとめたり，何か象徴的なことがあったとき，「あの出来事を振り返ろう」などと部署で話し合ったりしたことがあると思います。リフレクションは，経験から学びを得るためには欠くことのできないプロセスで，経験学習やコルブの経験学習モデル（図2-5）[19]については，ご存知の読者も多いと思います。このモデルによると，私たちは何か経験をしたとき，それをリフレクションし，抽象化・一般化，そして次の状況にそれを応用することで学んでいます。経験学習の研究者である松尾は同じモデルを，「経験をし，それを振り返り，何らかの教訓を引き出して，次の状況に応用することで学んでいる」とわかりやすく説明しています[20]。

学習方略としてリフレクションを行うのは，この経験学習のプロセスを支援する目的があると考えることができます。看護においてもリフレクションは，学習支援の鍵となる要素であり，目の前の状況から予測される状況へと思考を導き，既存の知識を深い理解へと導くことを支援するといわれています[21, 22]。

しかし，せっかくリフレクションの時間をとっているのに，学習効果があるのかわからない，出来事の感想を話しているだけでどうしたらよいのかわからない，といった声を耳にすることがあります。問いかけと同じように，リフレクションの枠組みとしても，臨床判断モデルを活用することができます。

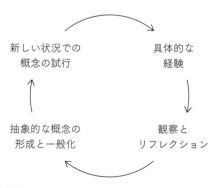

図2-5　コルブの経験学習モデル
Kolb DA: Experiential Leaning: Experience as the source of learning and development, Prentice-Hall, London, 1984 より.

リフレクションのさまざまなかたち（図2-6）

　臨床判断モデルを活用したリフレクションに入る前に，リフレクションそのものについて整理します。リフレクションは1人でも行うことができますし，教える側，または同じ立場などの他者との対話をとおして，また集団で行うこともでき，それぞれにメリットがあります。

　個人でリフレクションをする場合のメリットは，何といってもいつでもどこでも自分の都合のよいとき，よい場所でできるということです。また，他者や他者らとの対話でのリフレクションは，自分1人では考えられないことや，思いつかないようなことにも思考が及ぶように支援してもらえる可能性があるというメリットがあります。集団でのリフレクションも同様で，多種多様な人たちの意見や考えをもとに自らの思考を広げたり，深めたりすることができます。

　また，方法にも大きく2種類が考えられます。1つは対話をとおしたリフレクション，もう1つは記述をとおしたリフレクションです。

　対話をとおして行うリフレクションは，複数の人さえいれば実施したいときにいつでもできます。一方，書いて行うリフレクションは，1人でもできます。また，即時性はありませんが，相手の時間を気にせずじっくり考えることができますから，書いている間に思考が整理されることもありますし，記録として残すこともできます。

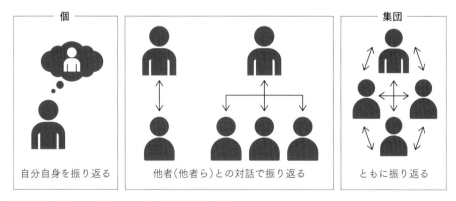

図2-6　リフレクションのさまざまなかたち

臨床判断モデルを枠組みにしたリフレクションの効果

　ニールセンは，学生実習のリフレクションに臨床判断モデルを基盤にしたリフレクションガイドを活用しました。**表 2-4** は，ニールセンが，臨床判断モデルを枠組みとして活用したリフレクションの方法を述べた論文[18]を参考にしています。

　リフレクションガイドには，学生への指示と臨床判断モデルの各フェーズに応じた質問項目が記載されており，学生はそのガイドに沿って実習したことを振り返ります（**図 2-7**　p62）。リフレクションのかたちとしては，「個人で行う記述式のリフレクション」です。

　シートに記載する臨床判断モデルを枠組みにした質問項目は，p56 の**表 2-3** に記載しています。ニールセンはこのガイドを使用することにより，学生が背景としてもっている知識がどのように患者のアセスメントに反映されるのか，集約されたさまざまな情報がどのように解釈されるのか，そして自分たちがどのように臨床で実践（反応）し，どのような気持ちになるのかを考えることを手引きし，質問項目への回答が学生のメタ認知を促すと述べています[18]。メタ認知（meta-

表 2-4　臨床判断モデルを枠組みにしたリフレクションガイド

学生への指示：このリフレクションガイドは，あなたがこの数週間で対峙した臨床状況と実施した看護の考察を支援するものです。臨床状況とは，発熱や呼吸困難，電解質バランスの崩壊などの患者の生理学的な問題，患者の家族がかかわった状況，多職種による問題解決の場面でのあなたの役割，実践で目にした倫理的な課題などです。このガイドを，対峙した状況の記述を支援するものとして使ってください。

　このガイドは，あなたの臨床判断力の発達を支援する患者ケアについての考え方を提供します。患者ケアや専門的な看護実践を整理する方法はたくさんありますが，スタディガイドの質問の枠組みを提供するのはタナーの臨床判断モデルです。教員からのフィードバックがさらに専門家としての発達を支援します。フィードバックは，ラサターの臨床判断ルーブリック[24]にもとづいて提供されます。

はじめに	今週出会った状況を記載してください（上記の指示を読んでください）
背景	
気づく	
解釈	質問項目は，**表 2-3** を参照
反応	（　p56）
行為の中の省察	
行為の後の省察	

Nielsen A, et al: Guide for reflection using the clinical judgment model. Journal of Nursing Education, 46(11), 513-516, 2007 をもとに筆者作成.

cognition)とは，「自分自身や他者の行う認知活動を意識化して，もう一段上からとらえること」で自分が考えていることについて考える，といった意味です[23]。決まった答えがない複雑で曖昧な問題や課題に対峙する際にこうした能力が活用されるため，日常生活を営むうえではもちろん，看護職としてもこのような力を育むことは重要です。

　また，学習者が記載したシートには教員や先輩看護師など，教える側の立場の人間がフィードバックを行います。このプロセスを含めると，リフレクションのかたちは「個人で行う記述式のリフレクション」というより，「記述式の他者と行うリフレクション」になります。学習者によるフィードバックにより，1人では思いつかなかったような看護の視点を知ることができますし，教える側の立場としては学習者の現時点での到達点を知り，コメントによって次の目標に向けたガイドをすることができます。

　ニールセン[18]は，このリフレクションガイドが，学生の思考につながる「窓」になっていたと表現しています。具体的なフィードバックの方法にはラサター（Kathie Lasater）の臨床判断ルーブリック[24]が参考となります。これについては p68 で説明します。

臨床判断モデルを枠組みにしたリフレクションの実践例

◉ 学生実習の記録用紙に活用する

　聖路加国際大学で行った，臨床判断モデルを記録用紙の枠組みにした統合実習の例を紹介します。この実習は，卒業年度の学生を対象にしており，複数患者を受け持つこと，夕方や夜間も看護師のシフトと同じ時間帯に実習することなどを含み，数か月後に新人看護師になる学生の役割移行を支援することを目的の1つにしています。

　臨床判断モデルを活用するとき，よく比較の対象になるのが，いわゆる看護過程です。看護過程は一般的に「アセスメント → 診断 → 計画 → 実施（実装）→ 評価」のプロセスを含む患者ケアに向けた問題解決アプローチの枠組です。私も含め，多くの看護師がこのモデルを基盤にして教育を受けており，実習記録もこの枠組みが基盤になっていたという読者も多いと思います。一方，臨床判断モデルは「患者のニーズ，懸念，健康問題に関する解釈や結論，行動をするかしないか，標準的なアプローチを使用するのか変更するのか，あるいは患者の反応に応じた新しいアプローチを即興的に行うかの判断」[25]のプロセスです。

看護過程が計画的な看護実践を支援するのが得意なモデルであるのに対し，臨床判断モデルはリアルタイムで状況をとらえ，判断し，実践するための思考を支援するのが得意なモデルであるといえます。継続的で組織的な看護実践を考えるとき，どちらのアプローチも欠くことができない方法です。そこでこの実習では，その日の患者や病棟の状況を振り返るための〈日々の記録〉（**図 2-7**）と，患者の長期的な展望を考えるための〈看護計画書〉（**図 2-8**）の2つを用意しました。〈日々の記録〉は右側の「3. 今日の受け持ち患者（病棟）の状態について」，〈看護計画書〉では，1〜4 のすべての項目の背景に臨床判断モデルが流れています。

◉ **ケアの主体は誰かを確認し，学生の経験学習モデルの起動を支援する**

　この統合実習を行った学生たちは，それまで臨床判断モデルについて系統的には学習した経験のない人たちでした。数か月後に「看護師」になる直前の実習でこの記録用紙を用いた背景には，臨床判断モデルにもとづく「看護師のように考える」プロセスのなかで，ケアの主体は誰かをあらためて確認すること，そして自分の経験から学ぶという経験学習モデルの起動を支援したいと考えたことがありました。

　臨床判断モデルは，「『気づく』から始まる4つのフェーズからなる」と説明されることが多いですが，「気づく」の前にある「コンテクスト・背景・関係性」が，その先にあるすべてのフェーズに影響する，いわばすべての前提といえます。

　患者の状況，その状況に至るまでの経緯，周囲の人たちの関係性などは，患者ケアをより豊かにすることに影響しますし，看護師自身や部署の文化が有する倫理的認識や価値認識は，保有する知識，関心を向ける事象，行動の選択，最終的に行う意思決定，提供するケアに影響します[26]。

　考えてみれば当たり前ですが，患者をよく知っている看護師と，はじめて出会う看護師とでは，同じ状況に遭遇したとしても異なる臨床判断を行う可能性がありますし，新人看護師とベテラン看護師についても同様です。看護師が保有している患者，医療・看護に関する知識や経験が異なるからです。

　たとえば，挿入している重要なライン類を自己抜去しようとする患者 B さんに対して，抑制が頻繁に行われている部署に所属している看護師と，抑制最小化に向けて取り組んでいる部署の看護師とでは，その後の臨床判断は異なる場合があります。看護師が置かれている状況や文化の違いがケアの内容を左右します。臨床判断モデルはこうした事実をあらためて考えさせるきっかけを提供しています。私たちはこの事実を誠実に受け止め，教育実践する必要があります。

　看護計画書（**図 2-8**）は，もちろん患者ごとに作成します。ケアの主体である

学生氏名		担当看護師		
実習日	年 月 日（ ） 実習（ ）日目			
実習時間	： ～ ：	睡眠はきちんととれましたか	Yes No	
		体調はよい（いつも通り）ですか	Yes No	

1. 本日の目標（患者が複数の場合は，AさんBさんと分けて書く）

患者の目標	
自分の目標	

2. 行動計画・実施内容（記載例）

患者の予定と自分の行動計画	実際に実施したこと実施の結果など

3. 今日の受け持ち患者（病棟）の状態について（複数の場合は患者ごとに分ける）

今日の患者（病棟）についてあなたが気がついたこと	
あなたが気づいたことが起きている理由の予測	
気がついたことについてのあなたの対応と，それに対する患者（病棟）の反応	
次に似た状況のときにどうするか	

4. コメント

（担当看護師）口頭でうかがったことを，学生が記述してもよいです（看護師サイン）
（教員）

図 2-7　臨床判断モデルを活用した実習記録〈日々の記録〉

学生氏名		患者	○さん
作成日	年 月 日（ ）		

1. 基本的な情報（患者が複数の場合は，AさんBさんと分けて書く）

年齢	歳台	性別	男性 女性
主たる診断名			
現病歴 or/and 入院から受け持ち日までの状況			
主な既往歴			
どんな人か（社会的背景や家族，趣味，普段の生活の仕方など）			

2. 患者の状況の理解

患者に会ってみて感じたこと，気がついたこと	
患者の現在の課題や状況を知るために必要な情報＊カルテや患者，看護師や他の医療チームのメンバーからも情報を収集してみましょう	例）バイタルサイン，痛みの有無，手術日，傷の状態，ADL，挿入物，検査データ…

3. 左記の情報から考えられる現在の患者の状況，解決したい課題（看護問題）
　＊まずは主な（主だと考える）看護問題についてどうしてそうなるのかわかるように記載してください。

例） ・SOE で表現する ・箇条書きで表現する 　入院後ベッドで過ごす時間が長い（1日○時間）＋高齢→ADLの低下（1人で歩くとふらつく）→このままでは元の生活に戻れない→下肢の筋力を保持して元の生活に戻れるよう支援する ＊枠は自由に広げたり狭めたりして使ってください

4. 看護計画

看護計画	
看護計画を実施するためにさらに必要な情報や知識，技術	

＊計画については自分でできることの他，チームでアプローチできることなども考えてみてください。

図 2-8　臨床判断モデルを活用した〈看護計画書〉

患者がどのような人なのか，会ってみて何を感じるかといった「コンテクスト・背景・関係性」にかかわる部分を情報の解釈をする前に設けています（1. 基本的な情報，2. 患者の状況の理解）。「その人（患者）はどのような人か」という問いかけからケアがスタートするということ，ケアの主体は誰かということを学生が確認できるように，という意図があります。

また，4. 看護計画に「計画を実施するためにさらに必要な情報や知識，技術」という項目をつくりました。看護計画を臨床判断モデルの「気づき」「解釈」から抽出される「反応」であると解釈し，その計画を「省察」するための項目で，計画を計画で終わらせず，実施するにはあと何が必要なのかをさらに考えます。これはリフレクションと，それにもとづく経験学習モデルの起動につながることを意図しており，自らの経験から学び，成長する省察的実践家の育成につながることを期待しています。

◉ 新人看護師との「振り返り」

学生実習のような記録用紙を使って書いて行う振り返りを新人看護師が実施することは，あまり現実的ではないと思います。記載している内容の多くが，通常の業務で行う記録と重複しているからです。現場では，多くの新人看護師がプリセプターや指導者のような支援者とともに OJT を行い，「今日の振り返り」などを実施していることから，そうした場での学習内容を充実させる方法を検討した例を 2 つ紹介します。指導者との「対話と記述をとおした」リフレクションのかたちで，どちらも臨床判断モデルのプロセスを記載した用紙を使いながら行います。

1 つ目は，振り返りの際に「本日考えるテーマ」を 1 つ明確に設定し，その内容について「気づく」「解釈する」「反応する」「省察する」という臨床判断モデルの枠組みを使って，指導者が新人看護師の思考のプロセスを支援する方法です。

それまで行われていた「今日の振り返り」は，テーマは特に決めず，1 日の流れに沿って，なんとなくあれもこれもと話し合っており，時間がかかる割には最終的に何を学習したのかが曖昧になっていました。そこで，まずは新人看護師のニーズとレディネスに応じた学習のポイントを「本日考えるテーマ」として指導者と新人看護師の双方で話し合って 1 つ決めることにしました[27]。いわば「本日の学習目標」です。「発熱した術後患者の対応」や「発熱した術後患者 A さんへの対応と同時に起こった患者 B さんの家族への対応」などさまざまに考えられますが，新人看護師が課題を感じた状況や，指導者が実践のポイントになると判断した状況を選択しました。そして，臨床判断モデルのプロセスに沿って，そのとき何に気がつき，どう解釈し……といった具合で対話を進めます。記述はせず，対話だ

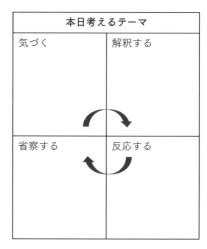

図 2-9 臨床判断モデルを枠組みにしたリフレクションシートの例
前嶋亜希子：救急領域における新人看護師の実践能力を育成する教育的支援方法の探求：臨床判断モデルを用いた省察支援の実践を通して．聖路加国際大学大学院課題研究，2017 を参考に作成．

けでも進めることができますが，振り返りの目標を忘れないため，そして，後日同じような場面に遭遇した際，いつでも見直すことができるように，リフレクションシート（**図 2-9**）を 2 人の間に置き，メモをしながら対話を進めます．対話の軸となる質問項目は，指導者と新人看護師が同じ場面を共有しているため，「あのとき患者の○○には気がついていましたか（気づく）」「私（指導者）が『△△？』と患者に聞いた理由は，わかりますか（解釈する）」といった具合に，より具体的に対話を進めることができます．そして，エキスパートである指導者は思考発話を用いて，同じ場面で何に気づき，どう解釈していたのかについて新人看護師に伝えることができます．

　もう 1 つの例は，コンセプトにもとづく学習活動とリフレクションを組み合わせる方法です．前の事例ではその日に起こったことから「本日のテーマ」を決めていましたが，ここでは先に学習するコンセプトを決めておき，そのコンセプトについて当日受け持った患者の状況について，指導者との対話をとおしてリフレクションを実施しました．事前にこの部署で働くうえで重要なコンセプトや学習する順序を部署で話し合って決定し，今週は「痛み」と「運動」に関するコンセプト，来週は「感染・炎症」のコンセプトなどを，新人看護師教育計画のなかに組み込みます．「コンセプトにもとづく学習方法」と，その学習ガイド（　p81）を新人看護師教育に応用した支援方法です[28]．

　ここでも指導者と新人は患者に関する多くの状況を共有していることから，よ

り具体的で実践的な対話によるリフレクションが行われると同時に，新人看護師にとっては臨床判断モデルのサイクルで考える習慣が日常的に浸透することで，指導者の支援がなくなったとしても日々の実践から効果的に学習することができる実践家の育成にもつながる可能性があります。

◉ **「アセスメントができない」を分解する—「気づく」から「解釈する」の支援**

みなさんは「○○さんはアセスメントが苦手なんだよね」と話したり，看護記録のオーディット（監査）で「アセスメントが不足している」と指摘したり，されたりすることはありませんか。この「アセスメントができない」に対応する1つの方法として，臨床判断モデルを活用するアイデアを紹介します。それは，アセスメントを「気づく」と「解釈する」に分解してみるということです。

アセスメントは，基礎教育で「看護過程」を学んできた私たちにとってはとても身近な言葉です。しかし，アセスメントができない，という指摘のなかには，アセスメント（診断）そのものの知識が課題というよりも，アセスメントに至るために必要な情報を的確に入手したり把握したりすることができていない場合が含まれていると考えます。

ひるがえって，看護過程の「アセスメント」を臨床判断モデルにあてはめるとすると，「気づく」と「解釈」にまたがる部分にあたると考えられます。アセスメントには「気づく」にかかわる要素と「解釈」にかかわる要素とが含まれているということです。そこで，アセスメントが苦手な学習者と対峙したとき，まずは「気づく」と「解釈」のどちらに課題があるのかを分解することで，彼らの学習をより効果的に支援することができる可能性があります。

たとえば，チアノーゼの様相を呈している患者に適切な「反応」ができなかったという事例について「アセスメントができていない」というよりも，そもそもチアノーゼに気がついていたのか，エキスパートなら気がつくチアノーゼの患者が呈する様相（顔色，唇の色，呼吸状態など）のうち，何は見ていて，何は見ていなかったのか，見ていたとしてもそれがチアノーゼの症状であると気がついていたのか，というところから確認することで，学習者の状況に合った支援をすることができます。

◉ **よくできた事例を振り返る**

基礎教育や臨床でも，リフレクションする内容を考えるとき，私たちは「うまくいかなかったこと」や「問題や課題があったこと」に焦点をあてる場合が多いと思います。インシデント発生時のカンファレンスなどもその一例でしょう。できるだけ早く知識や実践方法を確認または修正し，同じことを繰り返すことを防

ぎ，実践を改善するために，こうしたリフレクションはもちろん必要です。しかし，時には「よくできた事例」についてもリフレクションすることを，ぜひお勧めしたいと思います。「よくできた事例」は，エキスパートや実施している本人たちにとっては当たり前のことで，見過ごされてしまっているものも多くあると思うのですが，あらためて振り返ってみると，よくできた実践にはそれなりの理由が見つかることがあります。

たとえば，退院支援がうまくいった事例について，「このケースでは退院調整看護師が患者に会ったタイミングがよかったかもしれない」「患者の家族と看護師の関係も良好だった」といった情報があれば，「よいタイミング」とはどういうタイミングか，「なぜ家族とよい関係が築けたのか」「よい関係とはどういう関係か」などについて話し合うことで，自分たちが行った実践を客観的に確認することができます。

また，当事者たちが当たり前だと思っていたことのなかには，実は宝物のようなエキスパートの技や実践のヒントが隠れているかもしれません。リフレクションによってそれを言語化できれば他の人も学ぶことができ，次に似たような状況で実践する際に活用できます。よい実践にさらに磨きをかけられるようなリフレクションの時間は，とても前向きです。「なぜできているのか」「当たり前は，もしかしたらすごいことなのかもしれない」ということに気づくアンテナを立てておくことが必要だと思います。

5　臨床判断能力の評価

ルーブリックとは

臨床判断能力の評価について説明する前に，ルーブリックについて少し説明したいと思います。現在，基礎教育に携わっている読者はご存じかもしれません。

ルーブリックとは，基本的には学習者の到達状況を評価するための道具で，知識の有無だけでなく，その理解や実践，判断力や表現力を確認する際に用いられます。横軸（列）に評価尺度，縦軸（行）に評価観点を書いたマトリックス表のような形で構成されています。もう少し説明を加えると「ある課題をいくつかの構成要素に分け，その要素ごとに評価基準を満たすレベルについて詳細に説明したもので，さまざまな課題の評価に使うことができる」[29]ものです。さまざまな課題というのは，たとえば技術や看護実践，レポート，論文，記録など，いわゆる

「パフォーマンス」と呼ばれる領域に含まれる課題で，看護における臨床判断も，パフォーマンス課題の1つなので，ルーブリックで評価することが可能です。

　ルーブリックは基本的に，① 課題，② 評価尺度，③ 評価観点，④ 評価基準の4つの要素でできています。

　表2-5 に示したルーブリックの場合，① 課題は「気づき」，② 評価尺度は「模範的，達成，発展途上，初歩的」の4段階，③ 評価観点，つまり効果的な気づきに含まれるものは「焦点を絞った観察」「予期されるパターンからの逸脱の認識」「情報探索」，④ 評価基準が3×4の枠のなかに書かれた12の文章です。

ルーブリックを使う理由

　ルーブリックには，前述したようないわゆる到達度の「評価」に使うだけでなく，他にも教育上有用な側面があります。

　ルーブリックは，これから行う学習の評価基準を学習者に提示することができます。これによって学習する側が事前に自らの学習目標を知り，めざす方向を決めて学ぶことを支援します。学習者中心の教育を推進するためには，学習者自らが自分が進むべき方向性を知ることが重要ですし，具体的な目標を知っていると次に何をしたらよいかが自分でわかりやすくなります。そして学習者が自身が今どこにいるのか，何が強みで，これから何を学習する必要があることなのかを知ることができます（これを形成的評価といいます）。学習者にとっては，目標達成に向けた道しるべになり，また教える側にとっても学習者とのコミュニケーションが促進され，教育の効果が高められます。

　また，学習者と教育者をつなぐ共通言語としても力を発揮します。たとえば**表2-5** のルーブリックの① 課題と③ 評価観点の言葉を使うことで，「『気づく』の『焦点を絞った観察』について，どのようなことを観察しましたか」，「集めた情報について，『焦点を絞った観察』になっていたと思いますか」や，④ 評価基準の言葉を使って「○○さんはAという顕著な情報には気がついていたと思うけれど，Bには気がついていましたか」などと，わかりやすく臨床判断能力のパーツを組み立てることを支援するような質問をすることができます。また，教育する側の人数が複数の場合，ルーブリックにもとづいた支援を行うことで，「人によって言うことが違う」というわかりにくさを軽減することにもつながります。

表 2-5　ルーブリックの 4 つの要素

①課題

②評価尺度

③評価観点

④評価基準

気づき

効果的な気づきに含まれるもの	模範的	達成	発展途上	初歩的
焦点を絞った観察	適切に観察の焦点を絞る。有用な情報を見出すために，多種多様な客観的データと主観的データを定期的に観察し，モニターする。	主観的と客観的双方を含む多様なデータを定期的に観察・モニターする。最も有用な情報には気づくが，最も微妙なサインを見逃すことがある。	多様な主観的および客観的データのモニターを試みるが，データの多さに圧倒される。顕著なデータには着目するが，いくつかの重要な情報を見逃す。	臨床状況とデータの量・タイプに困惑する。観察が系統立てられておらず，重要なデータを見逃し，アセスメントの間違いをおこすこともある。
予期されるパターンからの逸脱の認識	データにおける微細なパターンと予期されたパターンからの逸脱を認識し，これらをアセスメントの指針として活用する。	データにおける顕著なパターンと逸脱を認識し，これらを継続的に〔…〕ために〔…〕るために〔…〕める。	明らかなパターンと逸脱を識別するが，いくつかの重要な情〔…〕す。どのよ〔…〕スメントを続〔…〕か不確かで〔…〕める。	一度にひとつのことにしか着目せず，予期されたパターン・逸脱の大部分を見逃す。アセスメントを改善する機会を逃がす。
情報探索	介入を計画するために情報を積極的に求める：クライアントを観察することやクライアントおよび家族と関わることから有用な主観的データを入念に収集する。	介入計画を裏づけるためにクライアントと家族からクライアントの状況についての主観的な情報を積極的に求める。時折，重要な手がかりを追わないことがある。	クライアント・家族から追加情報を求めようとする努力が限定的である。度々何の情報を求めればよいのかわからず，無関係な情報を追うこともある。	情報探索が非効果的である。客観的データに頼ることがほとんどである。クライアント・家族との関わりが困難で重要な主観的データを収集することができない。

細田泰子，他：臨床判断を拓く評価に向けて―ラサター臨床判断ルーブリック日本語版の作成．看護教育，59(1)，40-47，2018 より．

ラサター臨床判断ルーブリック（LCJR®）

　臨床判断モデルには，モデルにもとづいた臨床的思考を，学習者・教育者が話し合うための共通言語(common language)として開発されたルーブリックがあります。ラサター臨床判断ルーブリック(Lasater Clinical Judgment Rubric：LCJR®)[24]です。

　LCJR®を開発したラサターは，タナーの元同僚です。LCJR®は評価基準としての妥当性と信頼性も確認されており，10言語に翻訳されています[30]。細かな言葉のニュアンスを含め，ていねいに翻訳する作業が専門家の集団によって繰り返された結果，2019年に日本語訳[31]もできあがり，私たちにも活用しやすくなりました(表2-6)。

ラサター臨床判断ルーブリック（LCJR®）の活用

　表2-6に示されているとおり，LCJR®はタナーの臨床判断モデルの「気づく」「解釈」「反応」「省察」の4つの様相ごとに評価観点が作られています。効果的な「気づき」に含まれる観点は「焦点を絞った観察」「予期されるパターンからの逸脱」「情報探索」，そして効果的な「解釈」に含まれる観点は「データの優先順位づけ」「データの意味づけ」といった内容です。じっくり読めば読むほど，「そのとおり」と感じるのは私だけではないと思います。さらにその評価観点ごとに4段階の評価基準が設定されており，各段階の絶妙な違いは「確かに」看護師としての力量の差が出るポイントを言いあてているとやはり感じます（特にルーブリックを作った経験がある方は，ここに至るまでの努力に思いをはせずにいられないのではないかと思っています）。

　開発後，このルーブリックは，臨床判断に関するレポートや記録物の評価，リフレクションガイドを活用したリフレクションへのフィードバック（　p60参照），シミュレーションの評価，そして実習指導者が学生の臨床判断能力を評価するためなどに使われています[24]。また，米国のいくつかの病院において新人看護師教育にも活用されています。学校でも病院でも，臨床判断の評価の枠組みにLCJR®という共通言語を使用することによって，教育者は基礎教育と臨床実践の間にギャップを感じる新人看護師に対し，臨床的思考を可視化しうることになり，新人看護師は他者からの支援を得て自らの行為を振り返る機会をもつことが期待できる[31]といわれています。

◉ LCJR®を具体的な項目にする

　ところで，LCJR®を活用する際「これではまだ具体的に何ができたらOKと評価したらよいのかわからない」という意見を聞くことがあります。たとえば，急変対応後のリフレクションでLCJR®の言葉を使って現在のレベルを評価しようと思うとき，「焦点を絞った観察」の「多様な主観的および客観的データ」とは具体的に何か，「重要なデータ」や「顕著なデータ」というのは何のことを指すのか，といったことです。LCJR®には「意識レベルの低下」や，「血液データのここを見る」といった，「具体的な何か」は示していないからです。しかし，同じ急変シミュレーションでも，場面設定が道端なのか，病室なのか，対象者の病名を知っているのか，いないのかなど，さまざまな状況を想像してみてください。場面設定によって，重要なデータも，顕著なデータも違います。そこで，レベル達成に必要な具体的な行動は，その状況をよく知っている人が考えることになります。

表2-6　ラサター臨床判断ルーブリック日本語版

気づきと解釈				
効果的な気づき に含まれるもの	**模範的**	**達成**	**発展途上**	**初歩的**
焦点を絞った観察	適切に観察の焦点を絞る。有用な情報を見出すために，多種多様な客観的データと主観的データを定期的に観察し，モニターする。	主観的と客観的双方を含む多様なデータを定期的に観察・モニターする。最も有用な情報には気づくが，最も微妙なサインを見逃すことがある。	多様な主観的および客観的データのモニターを試みるが，データの多さに圧倒される。顕著なデータには着目するが，いくつかの重要な情報を見逃す。	臨床状況とデータの量・タイプに困惑する。観察が系統立てられておらず，重要なデータを見逃し，アセスメントの間違いを起こすこともある。
予期されるパターンからの逸脱の認識	データにおける微細なパターンと予期されたパターンからの逸脱を認識し，これらをアセスメントの指針として活用する。	データにおける顕著なパターンと逸脱を認識し，これらを継続的にアセスメントするために活用する。	明らかなパターンと逸脱を識別するが，いくつかの重要な情報を見逃す。どのようにアセスメントを続けていくか不確かである。	一度に1つのことにしか着目せず，予期されたパターン・逸脱の大部分を見逃す。アセスメントを改善する機会を逃がす。
情報探索	介入を計画するために情報を積極的に求める：クライアントを観察することやクライアントおよび家族とかかわることから有用な主観的データを入念に収集する。	介入計画を裏づけるためにクライアントと家族からクライアントの状況についての主観的な情報を積極的に求める。時折，重要な手がかりを追わないことがある。	クライアント・家族から追加情報を求めようとする努力が限定的である。度々何の情報を求めればよいのかわからず，無関係な情報を追うこともある。	情報探索が非効果的である。客観的データに頼ることがほとんどである。クライアント・家族とのかかわりが困難で重要な主観的データを収集することができない。
効果的な解釈 に含まれるもの	**模範的**	**達成**	**発展途上**	**初歩的**
データの優先順位づけ	クライアントの状態を説明するために有用で，最も関連し重要なデータに着目する。	大抵は最も重要なデータに着目し，さらなる関連情報を求めるだけではなく，あまり関連のないデータに関心を向けることもある。	データの優先順位づけに努め，最も重要なことに着目するだけではなく，あまり関連のない・有用でないデータにも関心を向ける。	どのデータが診断に最も重要であるのか着目するのが難しく，わかっていないように見える。すべての利用可能なデータに関心を向けようとする。
データの意味づけ	たとえ複雑で矛盾または紛らわしいデータに直面しても，（1）クライアントのデータのパターンに気づき，意味づけし，（2）これらを既知のパターン（看護の知識基盤，研究，個人の経験，直観から）と比較し，（3）成功の見込みに関して理にかなった介入計画を立案することができる。	ほとんどの状況で，クライアントのデータパターンを解釈し，介入計画と付随する理論的根拠を展開するために既知のパターンと比較する。例外は，専門家もしくは経験豊かな看護師の指導を求めることが適切となる稀なケースまたは複雑なケースである。	単純な状況または一般的・よくある状況で，クライアントのデータパターンと既知のパターンを比較し，介入計画を立案・説明することができる。しかし，学習者の想定内にあるやや難しいデータ・状況でも困難があり，アドバイスや援助を適切に求められない。	単純な状況またはよくある・一般的な状況でも，データの解釈や意味づけが困難である。さまざまな説明や適切な介入について見分けることが難しく，問題を診断し，介入を計画する際に援助を必要とする。

（つづく）

表 2-6 （つづき）

反応と省察				
効果的な反応に含まれるもの	模範的	達成	発展途上	初歩的
冷静で自信のある態度	責任をもつ：チームに責務を委譲し，クライアントをアセスメントし，クライアントとその家族を安心させる。	大抵はリーダーシップと自信を示し，ほとんどの状況をコントロールすること・収めることができる。特に困難または複雑な状況ではストレスを示すかもしれない。	リーダー的役割にはためらいがちである。日常的で比較的単純な状況ではクライアント・家族を安心させられるが，ストレスを感じ，混乱をきたしやすい。	単純で日常的な状況以外では，ストレスを感じ，混乱をきたし，コントロールできず，クライアントと家族を不安にさせる・協力を得られにくい。
明確なコミュニケーション	効果的にコミュニケーションをよく説明する。介入を説明する。クライアントと家族を落ち着かせ，安心させる。チームメンバーに説明と指示をしながら指導しかかわる。理解しているかを確認する。	大抵はコミュニケーションをよく取る。クライアントに慎重に説明し，チームに明確な方向性を与える。信頼関係の構築をより効果的に成しうる。	ある程度のコミュニケーション力を示す（例：方向性を与える）。クライアント・家族・チームメンバーとのコミュニケーションは部分的にしかうまくいかない。ケアリングをしているが能力に欠ける。	コミュニケーションをとることが難しい。説明がわかりにくく，方向性が不明確または矛盾し，クライアント・家族が混乱・心配させられ，安心しない。
十分に計画された介入・柔軟性	介入は個々のクライアントに合わせられる。クライアントの経過を綿密にモニターし，クライアントの反応によって，処置を調整することができる。	関連性のある患者データにもとづいて介入を展開する。定期的に経過観察をするが，処置を変更する必要があると予期していない。	顕著なデータにもとづき介入を展開する。経過観察をするが，患者の反応によって調整することができない。	解決が見込める1つの介入を展開することに焦点をあてるが，曖昧，混乱，未完成なことがある。何らかの観察を行うことがある。
技能的であること	必要な看護技術に熟練している。	大抵の看護技術の活用に習熟している。速度や正確さに改善の余地がある。	看護技術を活用する際にためらいがある，または効果的でない。	看護技術を選択することや実践することができない。
効果的な省察に含まれるもの	模範的	達成	発展途上	初歩的
評価・自己分析	自己の臨床パフォーマンスを主体的に評価・分析し，決定点に気づき，代替案を練り，選択したものを代替案と対比して的確に評価する。	わずかな促しで自己の臨床パフォーマンス，主要な事柄・意思決定を評価・分析する。重要な決定点を特定し，代替案を考慮する。	促されたときでも，顕著な評価を簡単に言語化することしかできない。他の選択を考えるのが困難である。自身の選択を評価する際に自己防衛的である。	促されても，評価は簡略，おおまかで，パフォーマンスを改善することに使われない。自己の決定・選択を評価せずに正当化する。
改善へのコミットメント	進行中の改善へのコミットメントを示す：看護経験を振り返り批評する。強み・弱みを正確に確認し，強みを活かし弱みをなくすために具体的な計画を立案する。	看護のパフォーマンスを改善させたいという意欲を示す：経験を振り返り，評価する。強み・弱みを確認する。弱みの評価ではより系統的に成し得る。	継続的な改善の必要性の認識を示し，経験から学びパフォーマンスを改善しようと努力をするが，当たり前のことを述べる傾向があり，外部評価を必要とする。	パフォーマンスを改善させることに無関心またはそうすることができない様子である。まれにしか振り返りを行わない。自分自身に対し批判的ではない，または批判的すぎる（発展のレベルに対して）。欠点または改善の必要性に気づくことができない。

©Lasater K: Clinical judgment development: Using simulation to create an assessment rubric. Journal of Nursing Education, 46 (11), 496-503, 2007. 日本語版は，細田らが Lasater K の許可を得て翻訳し作成.
細田泰子，他：臨床判断を拓く評価に向けて―ラサター臨床判断ルーブリック日本語版の作成. 看護教育, 59 (1), 40-47, 2018.
※ラサター臨床判断ルーブリック日本語版の使用には許諾が必要ですので，翻訳者（細田泰子：大阪府立大学）にご連絡ください。

「模範的」の例　　　　　　　　　　　　「達成」の例

図 2-10　評価度の表現の一例

　たとえば,「焦点を絞った観察」の「模範的」と「達成」の項目を見てください。「模範的」と「達成」の評価尺度では, どちらも「主観・客観双方の情報を定期的に観察・モニター」しています。しかし「模範的」では「適切に観察の焦点を絞る」ことができるのに対し,「達成」では「最も微妙なサインを見逃すこと」があります。つまり 2 つの評価尺度間の主な差は,「適切に観察したことを焦点かできるかどうか」と,「微妙なサインを見逃さないかどうか」ということです。そこで, このシミュレーションの対象となっている臨床の状況についてよく知っている, 熟達した看護師が, 問題を焦点化するために観察・モニターした項目や間隔が「模範的」を達成する基準になります。「模範的」な看護師が観察できた項目の主なものは観察しても「最も微妙なサインを見逃すこと」や, 問題の焦点化につながる根拠が不足している場合,「模範的」とは言えないということになります。

　このように, 評価尺度の具体的な項目を知るためには, この状況を知っている看護師が実際にどうしているか, エキスパートならどうするべきかを考え, 設定します。評価尺度の具体的な項目を知るためには, たとえばその部署で最も熟達した卓越した看護師を「模範的」, 卓越者までもう一歩の中堅看護師たちを「達成」だとした場合, 卓越した看護師は気づく一方, 中堅看護師は見落としがちな「最も微妙なサイン」とは何かを明らかにします(**図 2-10**)。同じ状況で両者が何に気がついている/いないかを観察したり, 一般的なアセスメントガイドなども参考にすることができると思います。両者を分ける具体的な項目は,「達成」レベルにある看護師にとって, 次に何ができると「模範的」なレベルに達することができるのかを示す項目です。ただしルーブリックで表現する項目は, すべてが「できる/できない」や「○/×」で明確に分けられるような内容ではありません。

　同じく「焦点を絞った観察」の「模範的」と「達成」の項目を参考に説明すると, どちらにも「定期的な観察・モニター」と書かれています。この「定期的」とはいったい何分おきが正解でしょうか。状況を一定にそろえたシミュレーションなら「○

〜○分おき」と決められるかもしれませんが，実際の臨床では，「一般的には○分おきだけれど，この状況では△分おき」という場面もあると思います。そのような場合，「なぜこの状況では△分おきだったのか」を，根拠をもって説明でき，その説明が臨床的に妥当であれば適切であると評価できると思います。この「臨床的に妥当かどうか」を判断するのもやはり，その状況をよく知っている人ということになります。

　こうした状況依存性をふまえると，完璧なルーブリックを一度に完成させることはとても難しいです。使ってみてはじめてわかる「評価に迷うポイント」が必ず出現するからです。特に学生の成績評価に使うような場合，評価の妥当性・信頼性そして公正性にはとても気を使います。それでもルーブリックの価値が高いのは，合否を判定するだけでなく，学習者がその指標から目標を見つけ，次に何を学べばよいのかを知ることができるツールであるということです。ルーブリックを作成し，それを使って評価をする際，私たちは評価そのものだけでなく，評価後のフォローを含めたこのツールの有効な活用の仕方を学習者と共有する必要があります。

6　コンセプトにもとづく学習方法

　デイの授業（　p44）について，「敗血症」をコンセプト（concept）として学習したと考えることができると述べました。ここではそのコンセプトにもとづく学習方法について説明したいと思います。

　コンセプトは日本語では「概念」という意味です。エリクソンは「時間・時代を超えて，普遍的で，抽象的な思考の構成物」[32]であると説明しています。少しとらえづらいのですが，このコンセプトにもとづく学習は「断片的な知識を知るというより，それらのつながりを理解していくことにより，知識と理解，知識と実践を結びつける，深い学びにつながる方法である」[33]と考えられており，従来の学習方法と比較して，より学習者中心の学習方法であるともいわれています（**表2-7**）。

　近年，米国を中心に，この考え方にもとづいた看護基礎教育課程のカリキュラムの構築や，個々の科目の教授にこの考えを活用している教育機関が増えつつあります。看護学生が知識を臨床現場で活用するために必要な力の育成に，寄与すると考えられているからです[34]。そしてこのコンセプトにもとづく学習方法は，臨床判断の理解にも効果的だといわれており[35]，看護基礎教育においてはそれ

表2-7 伝統的な学習方法とコンセプトにもとづく学習方法の比較

伝統的な教授学習	コンセプトにもとづく教授学習
教育者中心	学習者中心
内容に依拠	経過に依拠
暗記と表面，表層的な学習を促進	深い学習を促進
受け身型の学習を使用	アクティブラーニングを使用
講義形式で多くの内容に焦点を当てる	少量の内容に焦点を当て，認知処理を可能にする

Ignatavicius DD: Teaching and Learning in a Concept-Based Nursing Curriculum. p.28, Jones & Bartlett Learning, MA, 2019 をもとに筆者作成.

を裏づける研究結果も報告されています[36]。看護基礎教育だけでなく，新人看護師・看護師の継続教育への活用が始まっており，実際に教育を受けた看護師からは，知識の別の場面での応用ができるようになった，知識と知識がつながった，などの反応がありました[28]。

看護におけるコンセプトの例

看護におけるコンセプトにはどのようなものが考えられているのでしょうか。

表2-8は，ジーン・ギデンス（Jean F. Giddens）[37]が提唱している看護のコンセプトの例です。ギデンスは58のコンセプトを，ケアの受け手がどのような人たちかを考えるための「保健医療の受け手」，その受け手が抱える健康と疾病を理解するための「健康と疾病」，そして，私たちの専門性と専門的役割に関する「看護専門職とヘルスケア」の3つに分類しました。学習課題や科目を決める際に，このコンセプトを利用し，コンセプトごと，もしくはコンセプト間のつながりが理解できるように教授します。

とはいえ，看護におけるコンセプトはこの58で決まっているわけではありません。コンセプトは，自分たちが看護を提供する際に，何が本当に重要かをそれぞれが考えて分類するものだからです。たとえばピアソンから出版されている書籍[38]では，「生物物理学的モジュール（biophysical modules）」「心理社会的モジュール（psychosocial modules）」「生殖モジュール（reproduction module）」「看護ドメイン（nursing domain）」「ヘルスケアドメイン（healthcare domain）」の5つに分けた51項目をあげています（表2-9）。ギデンスの分類と類似しているものもあれば，そうでないものもあるのがわかります。コンセプトにもとづく学習活動を推進しようと思ったときは，これらのコンセプトを参考にしつつ，自

表 2-8　ギデンスによる看護のコンセプト

保健医療の受け手 health care recipient concepts	特質と資源 attributes and resources	成長発達　development
		機能的能力 functional ability
		家族ダイナミクス family dynamics
	個人の嗜好 personal preferences	文化　culture
		スピリチュアリティ　spirituality
		アドヒアランス　adherence
		自己管理　self-management
健康と疾病 health and illness concepts	恒常性と制御 homeostasis and regulation	水と電解質 fluid and electrolytes
		酸塩基バランス acid-base balance
		体温調節　thermoregulation
		睡眠　sleep
		細胞制御　cellular regulation
		頭蓋内制御 intracranial regulation
		ホルモン制御　hormonal regulation
		糖制御　glucose regulation
		栄養　nutrition
		排泄　elimination
		灌流　perfusion
		ガス交換　gas exchange
		凝固　clotting
	セクシュアリティと生殖 sexuality and reproduction	生殖　reproduction
		セクシュアリティ　sexuality
	防御と動き protection and movement	免疫　immunity
		炎症　inflammation
		感染　infection
		動き　mobility
		組織の完全性　tissue integrity
		知覚　sensory perception
		痛み　pain
		疲労　fatigue

健康と疾病 health and illness concepts	レジリエンス resilience	ストレス　stress
		コーピング　coping
	気分と認知 mood and cognition	気分と情動 mood and affect
		不安　anxiety
		認知　cognition
		精神病　psychosis
	不適応行動 maladaptive behavior	依存　addiction
		対人暴力 interpersonal violence
看護専門職とヘルスケア professional nursing and health concepts	看護の特性と役割 nursing attributes and roles	専門職のアイデンティティ professional identity
		臨床判断　clinical judgment
		リーダーシップ　leadership
		倫理　ethics
		患者の教育 patient education
		ヘルスプロモーション health promotion
	ケア コンピテンシー care competency	コミュニケーション communication
		協働　collaboration
		安全　safety
		テクノロジーと情報技術 technology and informatics
		エビデンス　evidence
		ヘルスケアの質 health care quality
	ヘルスケアの提供 health care delivery	ケアのコーディネーション care coordination
		ケアの提供　care giving
		緩和ケア　palliative care
		健康格差　health disparities
	ヘルスケアのインフラ health care infrastructure	ヘルスケア組織 health care organizations
		ヘルスケア経済 health care economics
		保健医療政策　health policy
		保健医療の法 health care law

Giddens J: Concepts for Nursing Practice, 2nd ed. Elsevier, St. Louis, 2017 より筆者訳.

表2-9　ピアソンで示されているコンセプト

生物物理学的モジュール（biophysical modules）

酸-塩基バランス acid-base balance	細胞制御 cellular regulation	安楽 comfort	消化 digestion
排泄 elimination	水と電解質 fluid and electrolytes	健康，ウェルネス，疾病と怪我 health, wellness, illness, and injury	免疫 immunity
感染 infection	炎症 inflammation	頭蓋内制御 intracranial regulation	代謝 metabolism
運動 mobility	栄養 nutrition	酸素化 oxygenation	灌流 perfusion
術前ケア perioperative care	感覚認知 sensory perception	セクシュアリティ sexuality	体温調整 thermoregulation
組織の完全性 tissue integrity			

心理社会的モジュール（psychosocial modules）

依存 addiction	認知 cognition	文化と多様性 culture and diversity	成長 development
家族 family	悲嘆と喪失 grief and loss	雰囲気と影響 mood and affect	自己 self
スピリチュアリティ spirituality	ストレスとコーピング stress and coping	トラウマ trauma	

生殖モジュール（reproduction module）

生殖 reproduction			

看護ドメイン（nursing domain）

アセスメント assessment	ケアの介入 caring interventions	臨床での意思決定 clinical decision making	協働 collaboration
コミュニケーション communication	ケアの創出 making care	プロフェッショナリズム professionalism	教えることと学ぶこと teaching and learning

ヘルスケアドメイン（healthcare domain）

説明責任 accountability	アドボカシー advocacy	倫理 ethics	根拠にもとづく実践 evidence-based practice
医療政策 health policy	情報 informatics	法的課題 legal issues	質向上 quality improvement
安全 safety			

Pearson Education: Nursing：A Concept-Based Approach to Learning, 3rd ed. Pearson, New Jersey, 2019 より筆者訳.

分たちの組織の理念や地域の状況，患者や利用者の特性などを考えコンセプトを選択したり，新たに考え出したりする必要があります。

コンセプトにもとづく学習方法：学習実践例

それでは，コンセプトにもとづく学習方法を，実際の教育に活用する例を紹介します。まずは，学部生の実習に活用したニールセン[39]の例をご紹介します。ニールセンは，コンセプトにもとづく学習活動の活用が，学生たちの深い学び，理論と実践をつなげること，そして臨床判断力の育成を促したと報告しています。もちろんこの方法は，学生の演習や実習だけでなく，新人看護師を含んだ臨床での学習でも活用できます。

はじめに学校・組織の理念や病棟・地域の状況，学習者の状況などを考慮して学習するコンセプトが決まったら，次に「学習者が何を知り，できるようになる必要があるか」という学習のゴールを設定します。そして，ゴールの達成に必要な学習内容と方法を考えます。研修会であればどんな内容を教えるか，教えられる人はいるか，OJTで業務をしながら学ぶなら，どのような状態の患者を受け持つのか，教える人はプリセプターシップのように一緒に業務をするのか，それともわからないことがあったら答えられるような体制にするのか，などといったことです。

具体的な手順を説明します。学生たちに，今日は「水と電解質」，明日は「うっ血性心不全」，翌日は「心拍出量の変化」，さらにその翌日は「糖尿病」……などと1日1つのコンセプトを決め，その枠組みで患者と話をしたり，様子を観察したりして，何が起こっていて，どんなケアが必要なのかを考えるよう促します。なお，1つの実習グループの学生たちは，別々の患者を受け持っていますが，全員同じ日に同じコンセプトを学びます（図2-11）。

基本的なかたちは「気づくラウンド」と同じです。ただし，教員/指導者や学習者同士のディスカッションによって，患者の状況に気づくだけではなく，臨床判断モデルでいう「解釈」の段階や，実施したこと（判断によって実施しなかったこと）については「省察」の段階までディスカッションを深めることができます。

学習者同士のディスカッションでは，コンセプトに関して，それぞれが受け持つ患者のさまざまな状況と，臨床上の所見をシェアします。教員と指導者は，何に気がついたか，課題があるとしたらどのように解決できそうか，患者の担当看護師は何をしていたか，なぜそうしたと思うかなど，学習者たちのディスカッ

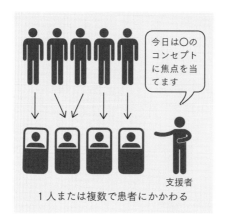

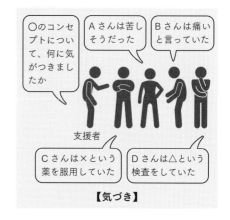

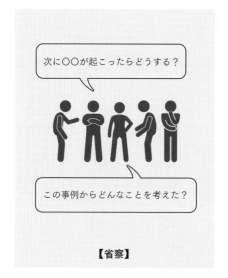

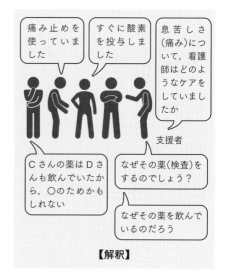

図 2-11　患者についてコンセプトにもとづく視点でディスカッションする（ニールセンによる学生実習のイメージ）

Nielsen A: Preparing nursing students for the future: An innovative approach to clinical education. Nurse Education in Practice, 13(4), 301-309, 2013 をもとに筆者作成.

ションを整理するとともに，コンセプトに関する臨床上の重要な点に気づくことができるように質問したり，発言したりします。優れた看護師なら気づく点や思考の流れを，学習者が同じようにたどれるようにするための質問や発言ですから，教員や指導者が正しい臨床実践知を保持していることが求められます。その際，臨床判断モデルを基盤とした学習ガイド（ p81，**図 2-13** 参照）が，教える側と学ぶ側を橋渡しする道具として活用できます[39]。

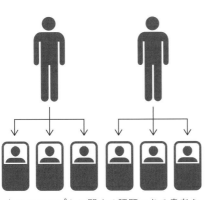
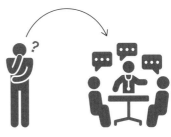

あるコンセプトに関する課題のある患者を
複数担当する

患者やカルテ，指導
者等からコンセプト
に関する課題やその
解決につながる情報
を得て，看護実践を
考える

考えたこと，行った
ことを学生（学習者）
指導者とともにディ
スカッションする

図2-12　4年生の実習プロセスのイメージ

リアリティのある状況をつくる

　聖路加国際大学でも，ニールセン[39]の方法をアレンジした実習を学部4年生が行っています。学生はいわゆる全体的なケアから少し離れて，学習するコンセプトに焦点を絞り，関連した患者の状況と特徴を把握し，看護のポイントを考え実践するという形で行っています。

　この実習方法には，コンセプトを学習するという主目的以外にも工夫されている点があります。それは，複数の患者を担当するという点です（**図2-12**）。看護師として臨床で働くとき，受け持ち患者が1人という状況は大変まれです。プリセプターナースと一緒だとしても，新人看護師は1日目から複数の患者を受け持っているのではないでしょうか（集中治療室などは除いて）。しかし，学生実習の多くは1人の患者を受け持つというかたちで進められているため，看護師になってはじめて複数の患者を受け持つという経験をする人が多い現状があります。そこでこの実習は，半年後に新人看護師になる予定の学部4年生が，もう少し現実的（authentic）な経験ができるように考えられています。1人の学生が1人の患者を受け持ち，保清，与薬，環境整備などを含めた全体的なケアを実施するという一般的な実習とは実施方法や目的が大きく異なるため，実習先の施設や指導者との調整が必要ですが，臨床判断能力の育成をめざす方法としては，一考の価値はあると思います。

　ただ，この方法だと，多くの学生が一度に病棟に行った場合，受け持ち患者の

数が足りなくなるという意見もあるでしょう。そこで，もちろん患者への負担を考える必要はありますが，複数の学生で複数の同じ患者を受け持つという方法も考えられます。現在，多くの実習は1人の患者を受け持ち，その人にかかわる全体的なケアを実施しながら，数日かけて状態をアセスメントし，看護問題を考え，ケア計画を立案し，実施するという形態で行われていることが多いと思います。しかし，実際には学生がアセスメントし，計画を立案するころには患者は退院しているということも多いのではないでしょうか。その間，臨床看護師の頭のなかではまったく違う時間が過ぎています。刻々と変化する患者の状態を常に観察し，臨床的な推論と判断を繰り返しているからです。これからの看護師にどのような力が必要かを見極め，学習目的に合わせ，伝統にとらわれすぎない実習を創造できたらよいと思います。なお，複数患者を受け持つという形態は，常に複数患者を受け持っている臨床看護師の臨床判断能力を支援する方法としては，働き方と合致しており，そのまま適用できる方法だと思います。

学習ガイドの活用

図2-13で示した学習ガイドは，学習者が実際に患者に出会う前の準備を整えるところから始まります。日本の学生実習なら「実習記録」と呼ばれるものの1つだと考えてください。

◉ 背景

患者の名前や診断名といったごく一般的な内容に続いて「1. 背景」について考えます。臨床判断モデルでは「気づく」の手前にある，「コンテクスト・背景・関係性」の背景にあたる部分です。看護学生や新人看護師など看護の初心者は，知識はあるけれど実践と結びついていないと指摘されることが多いですが，この背景の部分は，その知識と実践をつなげることをめざした内容になっています。

ここでのコンセプトを仮に「ガス交換」とします。学習者は「ガス交換」に関して，生理学的側面，疾患，症状，治療などについてすでに学習しているものとします。そして，受け持ち患者は「肺炎」や「喘息」，「COPD」など，このコンセプトに関する課題をもつ患者です。

「a. あなたの患者の病状は【学習するコンセプト】について潜在的にどんな影響がありますか」では，受け持ち患者が肺炎なら「ウイルスや細菌が肺胞で炎症を起こし，ガス交換に障害をきたす」などと考えますし，喘息なら「発作性に気道狭窄が起こり，呼気が延長することによってガス交換に障害をきたす」などと展開し

学習ガイド

学生名：　　　　　日付：
患者　：　　　　　年齢：　　　　　体重：
診断名：
入院日：

患者ケアの状況について記述してください。

1．背景：【学習するコンセプト】に関連したあなたが知っている理論的な知識と，患者の課題に
　　ついてのあなたのこれまでの経験を記述してください。
　　a．あなたの患者の病状は【学習するコンセプト】について，潜在的にどんな影響がありますか？
　　b．処方されている治療法や薬，その他の処置は【学習するコンセプト】に，どんな影響がありま
　　　すか。
　　c．【学習するコンセプト】はあなたの患者の成長発達上の課題とどのように影響していますか。
　　d．実際に患者のアセスメントを始める前に，患者に関するどのような情報が必要ですか。
　　e．【学習するコンセプト】について知っていることを考慮すると，患者の部屋に入ったときに，
　　　何には確実に気がつくようにしますか。
2．気づき
　　a．患者の全体的な様子について記述してください。
　　b．患者の行動や様子について記述してください。
　　c．（教員は，学習するコンセプトに特有の，誘導的な焦点化したアセスメントを提供する）
3．解釈
　　a．あなたが患者の状況について【学習するコンセプトに関して】気がついたことをまとめてくださ
　　　い。客観的で，簡潔で，専門的な用語を使用してください。
　　b．あなたの患者【学習するコンセプトに関して】の看護問題を特定してください（現時点で顕在
　　　しているものと発生する可能性があるものについて）。問題のリスク因子（学習するコンセプ
　　　トに関するもの）も記載に含めてください。
4．反応
　　a．【学習するコンセプトに関して】あなたの患者に対する看護ケアのゴールは何ですか。
　　　• 患者のアウトカムとして表現してください―患者に個別的，時系列で，もしゴールが達成
　　　　できたらどのようなことが起こるのか（学習するコンセプトに特徴的な例を記載）
　　b．そのゴールを達成するためにあなたはどのような介入をしましたか，またはこれからする予定
　　　ですか。
5．評価
　　a．あなたの患者に何が起こったかを記載してください。患者は計画したゴールに達することが
　　　できましたか。なぜ達成できたと思いますか，もしくは達成できなかったと思いますか。
　　b．あなたは何をしましたか，もしくは次に何をしようと思いますか。
6．省察
　　a．この経験によって広がった看護ケアの技術の方法を3つ記述してください。
　　b．もしも将来同じような患者の状況に出会ったら，あなたはどのようにしますか。今回と異なる
　　　ことを3つ記載してください。
　　c．将来同じような状況に対峙したとき，他にどのような知識がもっと必要ですか。
　　d．この経験をとおしてあなたのなかで変化した感情や価値観について記述してください。

図 2-13　臨床判断モデルを枠組みにした学習ガイドの例

Nielsen A: Preparing nursing students for the future: An innovative approach to clinical educa-
tion. Nurse Education in Practice, 13(4), 301-309, 2013 をもとに筆者作成.

ていきます。

　そして，「b. 処方されている治療法や薬，その他の処置は【学習するコンセプト】に，どんな影響がありますか」では，処方されている薬剤や指示されている処置の理由や，目的，作用などについて整理します。知識として学んでいたことが，実際の患者にどのように適用されているのかを確認します。

　「c.【学習するコンセプト】はあなたの患者の成長発達とどのように影響していますか」では，発達段階による身体の生理学的変化や発達課題を意識します。ここでも健康や疾患と成長発達との関係について学んだことについて，目の前の患者にとってどうなのかを考えます。高齢者なら体力の消耗がより激しい，発熱していれば脱水にもなりやすいとか，仕事や学校を休んで入院している成人なら社会的な困難を抱える可能性はないか，子どもなら……など，「ガス交換」に関する課題が「この患者」にとってどのような問題になっているのかを，具体的に想像します。

　さらに「d. 実際に患者のアセスメントを始める前に，患者に関するどのような情報が必要ですか」では，この患者を受け持つうえで不足している情報はないか，あるとしたら何かを考えます。実際に患者に会う前に，もっと調べることはないか，担当看護師と話をしたり，カルテを見て何を確認するのかといったことを検討します。

　そして，実際に患者に会って確認したいことについては，次の「e.【学習するコンセプト】について知っていることを考慮すると，患者の部屋に入ったときに，何には確実に気がつくようにしますか」の質問で考えます。この段階で自分が患者の目の前に行ったとき，何に気がつく必要があるかを一度意識化しておくと，患者の前であわてずに観察ができるようになり，次に続く「気づく」のなかの「予期」や「初期把握」につながっていきます。

　ところでこのプロセス，看護師がいつも受け持ち患者のところに行く前になにげなく行っていることと類似してはいないでしょうか。タナーは臨床判断モデルを「看護師のように考える（thinking like a nurse）」モデルであると表現しましたが，臨床判断のプロセスの各部分においても教員/指導者が，「自分ならどのように課題を焦点化していくか」という思考のプロセスに沿って学習者に質問をしていくことで，知識と実践を近づける，より現実の看護実践に近い学習を支援することにつながります。

◉ **気づき**

　「2. 気づき」からは，学習者が実際に患者に会ったあとで，観察したこと，考

えたことをまとめていきます。「2. 気づき」の段階では，まず「a. 患者の全体的な様子について記述してください」とあり，会ったそのときの印象から患者の全体的な様子を思い出して考えることになります。私たちもまず患者に会って「なんとなくこんな感じ」という「あたり」をつけていると思いますが，学習者もそのプロセスを模擬的に体験します。次に「b. 患者の行動や様子について記述してください」でもう少し詳細に観察した様子を考え，さらにコンセプトにとって必ず気づくべきことがある場合，それに気がつくことができるような質問項目を追加します。「ガス交換」であれば，「呼吸について気がついたこと」や「体位や体動について気がついたこと」といったことなどが考えられます。これらが「3. 解釈」の段階へと思考をつなげる準備になります。

◉ 解釈，反応

「3. 解釈」では，気づきをまとめ，看護問題のかたちで提示するよう支援します。そのとき，現在起こっていることだけではなく，この先起こる可能性があることにも関心が向かうよう，質問項目が工夫されています。そして「4. 反応」の段階で，反応すること（しないこと）によってめざす患者のゴール，およびそのゴールを達成するために何をするかを明確にします。

◉ 評価，省察

「5. 評価」は臨床判断モデルのフェーズにはありませんが，ここでは「3. 解釈」で立案した患者のゴール達成のための支援が適切であったかを検討します。ゴールが達成されたか否かだけではなく，なぜ達成できたのか/達成できなかったのかという理由まで考え，それなら次はどうするかという「6. 省察」の段階に進みます。

このように臨床判断モデルを枠組みにした学習ガイドの存在は，ここで何をして（考えて）ほしいかという教員/指導者側の考えと，学習者の考えを一致させます。そして，学習者がそこに記載した内容を教員/指導者が確認することで，どの段階にどのような支援を必要としているのかがわかりやすくなります。もちろん記述しなくとも，ディスカッションをしながら進めることも可能です。

7　看護実践に向けた思考力の育成

これまで，さまざまな研究や実践をもとに，臨床判断能力，およびその育成方法について紹介してきました。ここであらためて，私たちが臨床判断という言葉

を用いるとき，後輩の看護師や看護学生にどのような能力をつけてほしいと考えているのでしょうか。それは，質が高く安全な看護実践を導くための「思考」を育んでいってほしいという願いではないかと思います。

タナーの臨床判断モデルは，実際の看護師の思考を表しており，臨床への適用性が高いことにその強みがあります。また，「気づく」というフェーズを看護師の思考の出発点として位置づけており，教育として「気づく」ことにアプローチする必要性を認識させてくれます。さらに，臨床推論する際の思考の種類を参考に，多側面から患者のQOLを考える看護師の思考を促進することができます。一方で，現実の状況に対応するような思考は時に熟慮しない判断を導くことがあります。看護実践に対して知識や経験が少ない看護師であれば，この即応的な判断が看護の質を低下させることも大いに考えられます。

それでは，このような強みや弱みを前提に，適切な臨床判断能力を育成するためにはどのような工夫が必要なのでしょうか。「浅く熟慮のない思考を防ぐ」「看護師の知識構造を学ぶ」「分析的な思考を育む」「ナラティブな思考を促進する」という視点から，考えていきます。

浅く熟慮のない思考を防ぐ―二重過程モデルから考える分析的思考と直観的思考

分析的思考は，エビデンスにもとづく看護実践を実現することに大きな役割をもちます。また，知識にもとづき論理的に判断し，批判的に今ある結論を査定することを可能にします。一方で，注意深く結論を吟味していくこの思考は一定の時間を要します。

直観的思考は，看護師の初期把握を助け，患者の反応に対して素早く対応する際に役立ちます。一方で，推論エラーを招くともいわれています。

エバンス(Jonathan Evans)らにより提唱された二重過程モデルとは，自動的で素早く直観的な「タイプ1」過程(システム1)と熟慮的で時間がかかりコントロールされた「タイプ2」過程(システム2)の2つにより思考を説明している理論です[40]。この理論が提唱されると，「タイプ1」過程はしばしばエラーを引き起こし，反対に「タイプ2」過程はバイアスを修正して錯誤の回避を可能にするという考えが広がりました[41]。また，現実的な意思決定において，直観的で単純なヒューリスティックな思考がむしろ正解に導くことが多いという，ドイツの心理学者ゲルト・ギーゲレンツァー(Gerd Gigerenzer)らの主張[42]が紹介されてい

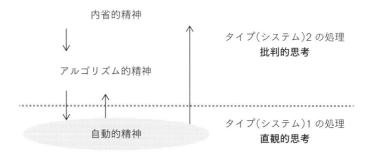

図 2-14　三部分構造モデルにおける批判的思考
直観的な思考を育む→熟達の理論.
楠見 孝, 他：看護におけるクリティカルシンキング教育—良質の看護実践を生み出す力. p.3, 医学書院, 2017 を改変.

ます[41]).

　定められた目標に対してどのような結論を出すことが望ましいかという合理性は，環境のなかで適応的に存在する適応的合理性，数学的規範から逸脱しない規範的合理性として説明され，前者をタイプ 1 の思考が，後者をタイプ 2 の思考が担っているとされます[41]).

　私たちが対応する臨床状況には，1 つの臨床推論を行う場面であってもさまざまな目標が存在します。たとえば，患者が望むものである，家族が納得できるものである，人員が準備できるものである，経済的に実現できるものである，などです。

　「どの目標もある程度の水準で満足がいくように達成しようとするのが，実践的な意味での合理的な行動とみることができる」[41])といわれるように，このような目標の多重性があることによって，看護実践における臨床判断にはさまざまな推論のタイプが必要とされると理解できます。

　タイプ 1 の思考(自動的精神)と，タイプ 2 の思考(アルゴリズム的精神・内省的精神)のそれぞれの強みと弱みを補い合い，さらに精度の高い臨床判断を導くヒントを示したモデルがあります。楠見[43])が示した「三部分構造モデルにおける批判的思考」では，内省的な思考が働くことによって，タイプ 1 の思考をタイプ 2 の思考によって吟味する過程が示されています。つまり，タイプ 1 の思考自体の質を高めるという循環性を提示しています(**図 2-14**)。

　たとえば，患者がある状況で痛みを訴えた場合，タイプ 1 の思考で 1 つの推論 A が瞬時に浮かんだとします。これを証拠づけるためにさまざまな情報を探索していきますが，そのプロセスで，「本当に推論 A か」「推論 A に近づける情

報だけ収集していないか」「他の可能性はないか」と常にタイプ2の思考をすることによって，推論エラーを少なくする方向へ導くことができます。

　看護師は患者の反応に即時に対応するために，瞬時に推論することを迫られる場面が多くあります。そのため，思考のきっかけとしての直観的思考は不可欠なものであるといえます。このような前提にもとづき，直観的思考が浅く熟慮のない思考となるのを防ぐために内省的に考える力を育成することが重要であると考えられます。これにより，素早い思考を実現しながら推論エラーを減少させることにつなげることができるでしょう。

看護師の知識構造を学ぶ

　図2-15は，同じ星を見たときの，星に詳しくない初学者と星に詳しいエキスパートの見え方の違いを示しています。

　この夜空は初学者には，「夜空にたくさんの星があるな」とだけ認識されます。一方で，エキスパートには，この星をつなぐ白い線が見えており，「今日は白鳥座がきれいに見えているな」と認識されるでしょう。それだけでなく，白鳥座にまつわる神話まで認識されるかもしれません。このように，星の実態はバラバラと存在しているにもかかわらず，エキスパートにはその集まりや配列の意味がわかっており，つながりを理解しているということがあります。初学者はまばらで表層的な知識構造であるのに対して，エキスパートは豊かで意味のある知識構造をもっています。

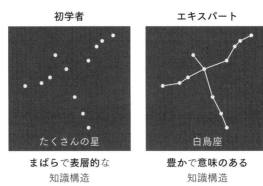

熟達化とは，経験を単に量的に蓄積することではない。
知を豊かで意味のある知識の構造とすることである。

図2-15　熟達化における知識構造の違い

看護の実践にも，同じことがいえます。

たとえば，関節リウマチの患者の家族から，最近患者の元気がないという相談を受けたとします。経験が少ない看護師は，何か病気以外に心配事があるのか，痛みが強くなっているのではないかと推論するかもしれません。しかし，ある程度関節リウマチの看護の経験をもつ人は，治療に使用している薬剤等の影響も推論すると考えられます。経験が少ない看護師は薬剤の効能や副作用を知っていても，その情報が精神症状と「つながる」までには至らないことがあります。

物事に熟達するには，どのような要素が必要なのでしょう。スーザン・アンブローズ（Susan A. Ambrose）[3]は，熟達のためには，基本的なスキルの習得であるコンポーネントスキルの獲得，スキル同士を統合する練習，これらを応用する時機や場面を知るという段階があることを示しています。看護の思考のスキルで言い換えてみましょう。

たとえば，みなさんは人工呼吸器を使って呼吸機能を補助している患者をはじめて担当するとき，必死に「FiO_2，PEEPとは何か」と人工呼吸器に関連する知識を学び直したのではないでしょうか。このように，「人工呼吸器に関して知識的に理解している」「呼吸器の形態機能に関して理解している」という状態が，いわばコンポーネントスキルを獲得している状態です。しかし，一生懸命それらに関する知識を得ても，患者をうまく看護できないと感じたこともあるでしょう。たとえば，使用されている人工呼吸器の設定と肺胞でのガス交換の知識を統合しないと血液ガス分析検査の結果を理解することはできません。これが，スキル同士の統合です。さらに，肺酸素化の改善を目的に人工呼吸管理をしている患者のSaO_2が低下した際に，統合した思考をどのような場面で活用するかという知識がなければ，PEEPやFiO_2の調整をしていくだろうと予測するような思考に至りません。これは，応用する時機や場面を知っているという段階にあたり，特定の分野における高度な能力を獲得し熟達している状況といえます。このように，思考ははじめは意識的に行われますが，経験と省察が行われることにより，次第に無意識に行われるようになります。これが直観的な推論につながると考えられます。

このように，エキスパートが見ている情報と情報をつなぐ「白い線」が看護の経験が少ない人にも見えるように，知識と知識を統合し，また活用できるようにサポートすることが，看護師の知識構造を手に入れていくことを支援することの中心となります。

本章で紹介した，看護師の思考を話して臨床判断の実際を伝える思考発話やリ

フレクションは，上記のような形で，看護の経験が少ない人に患者の反応パターンや看護のパターンを知らせる有用な手段となります。

分析的な思考を育む―知の体系化を助けるチャンク化とスキーマ帰納

　分析的な思考は，安全で効果的な看護を提供するための看護師の臨床推論の幹となる思考であり，看護の専門職性や他職種との専門性の違いを説明するための重要な部分です。看護職は新たな知識を得たり，批判的な思考力を養ったりしながら生涯この思考を磨いていくことになります。

　これまで，臨床判断について解説するなかで，「経験」というキーワードが多く出現しました。看護師は「経験」によって患者の反応パターンや看護のパターンを手に入れ，「経験」から臨床的な学びを重ねることによって分析的な推論のバリエーションが広がります。

　それでは，なぜ「経験」の多い人は分析的な推論を行うことができるのでしょうか。それは，知っている概念や事実，スキルの関連づけの数が多く密度が高いこと，同時にこれらが構造化されていること[3]があるためだといわれます。

　複雑で高度に関連づけられた知識構造により，エキスパートはより効率的かつ効果的に知識にアクセスし，利用することができます[3]。これにより，知識の取り出しの早さ，記憶の促進，推論の多様さにつながっていると考えられます。チャンク化やスキーマ帰納により，知識が網目のように構造化されていきます。

　チャンク化とは，情報や知識を集めて認識しやすい形にすることです。たとえば，看護師が担当患者のことをプレゼンテーションする際，「この方の感染の状況は○○，創傷の状態は△△……」と見出しのようなものをつけながら説明していきます。

　この「感染」や「創傷」がさまざまな情報をまとめて意味づけするワードであり，チャンク化された状態で情報が伝達されたということになります。

　スキーマ帰納とは，組織化された考えのパターンや，情報のカテゴリやその間の関係をまとめる行動を指します。「高齢の肺炎患者は通常 A 抗菌薬で治療し，○日くらいで炎症症状が治まり退院する」という療養の流れのパターンや，「肺炎患者を把握するために特に重要な概念は『感染』と『呼吸』と『嚥下機能』と……」というように，概念間の関係性を理解する1つの思考のまとまりがこれにあたります。

このように，チャンク化とスキーマ帰納は，教科書的な知識と経験から得られた知識を実践状況に用いることができるよう，文脈のある知識の単位として扱えるための重要な過程であるとされます。

　一方で，臨床判断のサポートを必要としている人の多くは，若手看護師や看護学生など「経験」が少ない人々です。これまでの研究では，このような熟達者の知識体系をあらかじめ提示してから学習を進めることで（先行オーガナイザー：新しい情報の統合を手引きすること），理解と想起が向上することが実証されています[1]。本章で紹介した「コンセプトにもとづく学習方法」は，看護の経験が少ない人に向けてチャンク化とスキーマ帰納を促進する先行オーガナイザーとしての役割を担うことが期待されています。

ナラティブな思考を促進する―患者を知ることを重要視する

　たとえば，80歳で乳がんの肺転移が見つかり，エビデンス上，抗がん剤Aの投与が最も生命を延長すると判断された状況の患者がいたとします。その患者が抗がん剤Aの副作用である脱毛に強い抵抗がある場合，看護師は無理にこれを推し進めるようにかかわることはせず，患者の状況を見つつ情報を提供し，希望を聞きながらその人にとって最良の方法を患者と模索していくでしょう。このように，看護師はさまざまな科学的知見を実践に反映するのみならず，その人の人となりを反映した実践を行います。

　患者を深く知っていることは，その人にとって最適な看護を導くことに大きな役割を果たします。これは，生活に寄り添う看護師らしい思考といえます。

　一方で，看護の対象者を知ることには，熟達したコミュニケーション力やさまざまな知識が必要です。ある患者と意思決定をしていく場合，まずは今の状況を理解してもらえるように話すこと，その人の希望を聞くこと，その治療の代替案をメリットやデメリットとともに説明すること，ともに最適を探して悩むこと，探しているプロセスの間に体調に変化がないかモニターしていること，患者の希望に変化があるか見ていることなど，行っている実践は幾多にも及びます。これらの実践を支持しているものは，その人らしい生活や人生をサポートするということに動機づけられたナラティブな思考です。

　これからますます，地域で自分らしい生活を行う人が増え，その人々の健康を支える看護師の柔軟で創造的な思考が必要とされます。その人の人となりを十分に反映した実践に挑戦していくこと，またこれを応援する職場環境があること，

また，看護師になる学習の初段階の人はこのような創造的な実践に多くふれることで，看護の力が発揮できる実践を学ぶことができるでしょう。

臨床判断能力を育成するための方法に対する示唆

ここまで臨床判断能力の育成の方向性について検討してきました。整理すると以下を実現するような教育活動が臨床判断能力を促進すると考えられます。
- 直観的推論が存在することを前提に，浅く熟慮のない思考を防ぐ批判的思考を育成する。
- 質の高い直観的推論を育成するために，患者の反応パターンや看護のパターンを認識できるような学習経験を蓄積し，省察により臨床的な学びが起こるようにする。
- 看護師の知識構造を知るために，熟達者の臨床判断に触れる機会を創出する。
- 分析的な推論を促進するために，知識の体系化の助けとなるコンセプトにもとづく学習活動を行う。
- 看護の対象に最適な看護を届けるために，対象を知る・ナラティブにとらえることを支援する。

臨床判断能力を育成するためには，「経験」を繰り返し，経験のなかと後で省察を行うことが重要です。学習者の省察の相手となることが，教える役割にある人の活動となるでしょう。また，すでに「経験のある人」の臨床判断のプロセスを知ることは，知識の体系化に役立つと考えられます。

臨床判断や推論は頭のなかの働きであり，私たちはいつもこれを言語化しているわけではありません。思考発話やリフレクションによって臨床判断を伝えようとする際には，言語化する練習が必要になるかもしれません。さらに，実践につながる知識を用いた推論の助けとなる思考の道しるべを準備することで，経験を補完して適切な臨床判断を行う補助具となります。

臨床判断を育成する方法は，いまだ実証されたものは少ない現状ですが，前述のような教育の方向性を明確にすることで，各施設で学習する人のレディネスに合わせた教育的な工夫が行えます。臨床判断能力のどこを特に育成していきたいのか（解釈の部分を育成する・患者の反応に対応する実践上の思考を育成する），どの程度育成していきたいのか（合併症の少ない術後患者の臨床判断ができるようにする・心筋梗塞の初療のプロセスを臨床判断できるようにする）という目的

を明示することで，学習内容や方法を焦点化することができるでしょう。臨床判断能力の育成方法のエビデンスの構築に向けて，さまざまな実践例の集積が必要とされます。

引用文献

1) WHO: Nurse Educator Core Competencies. 2016
   https://apps.who.int/iris/bitstream/handle/10665/258713/9789241549622-eng.pdf; jsessionid＝73106BC579E0A602933EFCA26828A462?sequence＝1
   日本語版　看護教育者のコア・コンピテンシー
   http://university.luke.ac.jp/about/project/jgl9rh0000003fz6-att/jgl9rh0000003g07.pdf
2) NLN: Nurse Educator Core Competencies.
   http://www.nln.org/professional-development-programs/competencies-for-nursing-education/nurse-educator-core-competency
3) スーザン A. アンブローズ，他(著)，栗田佳代子(訳)：大学における「学びの場」づくり―よりよいティーチングのための 7 つの原理．玉川大学出版部，2014.
4) Ericsson KA, et al: Protocol Analysis: Verbal reports as data. MIT Press, Cambridge, 1993.
5) Birch PDJ, et al: Investigating the Comparative Suitability of Traditional and Task-Specific Think Aloud Training. Perceptual and Motor Skills, 127(1), 202-224, 2020.
6) Tanner CA:「ナースのように」考える人を育む―臨床判断力の育成を目指して．2014 年 1 月 10 日 聖路加国際大学 FNFP オープンセミナー講演録，平成 25〜27 年度文部科学省看護系大学教員養成機能強化事業聖路加国際大学大学院フューチャー・ナースファカルティ育成プログラム(FNFP)平成 26 年度実施報告書．
7) 池田葉子：臨床判断力開発のための「思考発話」．看護教育，57(9)，716-718，2016.
8) OCNE(Oregon Consortium for Nursing Education)：Redesigning Nursing Education: Lessons Learned from the Oregon Experience. Oregon Consortium for Nursing Education, 2012.
   https://www.issuelab.org/resources/13280/13280.pdf
9) Benner P, et al: Educating Nurses. p133, Jossey-Bass, San Francisco, 2009.
10) パトリシア ベナー，他(著)，早野 ZITO 真佐子(訳)：ベナー　ナースを育てる．医学書院，2011.
11) Benner P, et al: Educating Nurses. pp134-139, Jossey-Bass, San Francisco, 2010.
12) 畠山有希：コンセプトに基づく事例集 12 排泄・免疫．看護教育，60(12)，1060-1067，2019.
13) 松島正浩(編)：腎・泌尿器疾患ナーシング．pp6-7，48-50，学研メディカル秀潤社，2001.
14) 厚生労働省科学研究費補助金平成 27 年度日本医療開発機構　腎疾患実用化研究事業「慢性腎臓病の進行を促進する薬剤等による腎障害の早期診断法と治療法の開発」薬剤性腎障害の診療ガイドライン作成委員会：薬剤性腎障害診療ガイドライン 2016.
   https://cdn.jsn.or.jp/academicinfo/report/CKD-guideline2016.pdf
15) 吉田 稔，他：術前術後・救急疾患でどう使うか(特集ステロイドの使い方・考え方――疾患ごとに，治療の基本とコツ，具体的な処方をわかりやすく教えます！)．レジデントノート，18(18)，3309-3319，2017.
16) Nielsen A: Concept-based learning in clinical experiences: Bringing theory to clinical education for deep learning. Journal of Nursing Education, 55(7), 365-371, 2016.
17) INACSL Standard Committee: INACSL Standards of Best Practice: Simulation[SM] Debriefing. Clinical Simulation in Nursing, 12, Supplement, S21-25, 2016.
18) Nielsen A, et al: Guide for reflection using the clinical judgment model. Journal of Nursing Education, 46(11), 513-516, 2007.
19) Kolb DA: Experiential Leaning: Experience as the Source of Learning and Development. Prentice-Hall, London, 1984.
20) 松尾 睦：「経験学習」ケーススタディ．ダイヤモンド社，2015.
21) Jayasree R, et al: Learning to become a nurse: nursing student's perceptions on reflective practice. International Journal of Nursing Care, 1(1), 33-38, 2013.
22) Perry MA: Reflections on intuition and expertise. Journal of Clinical Nursing, 9(1), 137-145, 2000.

23）三宮真智子：メタ認知で〈学ぶ力〉を高める―認知心理学が解き明かす効果的学習法．北大路書房，2018.

24）Lasater K: Clinical judgment development: Using simulation to create an assessment rubric. Journal of Nursing Education, 46(11), 496-503, 2007.

25）Tanner CA: Thinking like a nurse: a research-based model of clinical judgment in nursing. Journal of Nursing Education, 45(6), 204-211, 2006.

26）三浦友理子，他：教育から臨床へ　看護師の思考を学ぶ―新人看護師が看護師らしい思考を獲得するための手掛かりとして．週刊医学界新聞 3201 号，2016.
http://www.igakushoin.co.jp/paperDetail.do?id=PA03201_02

27）前嶋亜希子：救急領域における新人看護師の実践能力を育成する教育的支援方法の探求：臨床判断モデルを用いた省察支援の実践を通して．聖路加国際大学大学院課題研究，2017.

28）畠山有希：新人看護師の臨床判断能力育成：概念基盤型学習 Concept-Based Learning による教育的支援．聖路加国際大学大学院課題研究，2018.

29）ダネル・スティーブンス，他（著），佐藤浩章（監訳）：大学教員のためのルーブリック評価入門．玉川大学出版部，2014.

30）喜吉テオ紘子：臨床判断モデルに基づいた学習の内容と評価についてコンセプトを基盤にした学習（Concept-based learning activities）と，ラサター臨床判断ルーブリック評価（Lasater Clinical Judgment Rubric）．看護教育，57(9)，720-726，2016.

31）細田泰子，他：臨床判断を拓く評価に向けて―ラサター臨床判断ルーブリック日本語版の作成．看護教育，59(1)，40-47，2018.

32）Erickson HL: Stirring the Head, Heart, and Soul: Redefining Curriculum, Instruction, and Concept-Based Learning. Corwin, California, 2008.

33）Erickson HL, et al: Transitioning to Concept-Based Curriculum and Instruction. Corwin, California, 2014.

34）奥 裕美：コンセプトに基づいた学習方法で「看護師のように考える」を支援する．看護教育，59(12)，2018.

35）Giddens J, et al: Rescuing nursing education from content saturation: The case for a concept-based curriculum. Journal of Nursing Education, 46(2), 65-69, 2007.

36）Lasater K, et al: The influence of concept-based learning activities on students' clinical judgment development. Journal of Nursing Education, 48(8), 441-446, 2009.

37）Giddens J: Concepts for Nursing Practice, 2nd ed. Elsevier, St. Louis, 2017.

38）Pearson Education: Nursing: A Concept-Based Approach to Learning, 3rd ed. Pearson, New Jersey, 2019.

39）Nielsen A: Preparing nursing students for the future: An innovative approach to clinical education. Nurse Education in Practice, 13(4), 301-309, 2013.

40）Evans J St. BT, et al: Rationality and Reasoning. Psychology Press, Hove, 1996.

41）服部雅史：合理性と目標多重性：限定合理性と二重合理性を超えて．2017 年度日本認知科学会第 34 回大会，111-113，2017.

42）Gigerenzer G, et al: Simple Heuristic that Make Us Smart. Oxford University Press, Oxford, 1999.

43）楠見 孝：心理学と批判的思考．楠見 孝，他（編）：批判的思考―21 世紀を生きぬくリテラシーの基盤．p22，新曜社，2015.

第3章 臨床判断のさらなる探究に向けて

ここからは，臨床判断についてさらに研究，探求を進めたい読者向けに，タナーの文献レビューの詳細，およびタナー以降に行われている臨床判断についての2つの文献レビューと，タナーとは異なる臨床判断のモデルを紹介します。

1 タナーの文献レビュー（2006年）

2006年に出版されたタナーの文献レビュー（"Thinking Like a Nurse: A Research-Based Model of Clinical Judgment in Nursing"）の概要や結論については，先に述べました。ここからは，さらにレビューの内容をご紹介します。

臨床判断の性質

◉ 概念の理論的基盤

タナーは，臨床判断の概念を概観し，どのような理論的基盤によって臨床判断が論じられているかを整理しました。理論的基盤とは，どのような立場に立って臨床判断を取り扱うのかという哲学や理論のことです。タナーは，以下の理論的基盤をあげています。

- 統計的決定理論にもとづいて臨床判断を論じるとき，臨床判断は人間の判断であり，意思決定にヒューリスティックス（試行錯誤しながら経験と発明を積み重ねることによって問題を解いてゆく方法：大辞林）や経験則を使うことは，非公式であるという立場をとる。
- 情報処理理論を用いた臨床判断に関する研究では，問題解決や診断的推論の認知処理に焦点を当てた，人間の記憶の制限を説明する。
- 現象学では，状況的で特殊であり統合的な能力として臨床判断を描いている。

また，このような伝統的な理論的基盤からではなく，特定の臨床的事項に焦点化して，関連する看護師の臨床判断を探索している研究が見受けられます。高齢者虐待，ペインコントロール，高齢者の混乱に対する解釈などがその対象となっています。

研究方法も多様であり，言語プロトコル分析，記述に対する応答の確率推定，ナラティブ，実践での看護師の観察やインタビュー，human performance interview，意思決定の自己報告などが用いられています。

また，看護過程(nursing process model)については，アセスメントや診断から始まり，診断された問題に対する解決策を導く計画と看護介入の適用を進展し，評価するというような問題解決モデルとしてとらえています。また，看護を初めて学ぶ学生が看護を系統的に学ぶ1つの方法として有用ですが，新人・エキスパートともに適用できる臨床判断のプロセスを描けていないと言及しています。

◉ **概念の性質**

タナーはこのレビューのなかで，臨床判断は，問題解決・意思決定・批判的思考と混同されて使われている状況があると述べています。また，臨床判断の性質は非常に複雑なもので，時にエビデンスが不十分な状態で説明され，曖昧である場合があるとしています。個人(看護師や患者)同士が相反する利益や価値をもつ場合，葛藤が起こることが同時に提示されています。一方で，よい(good)臨床判断という場合には，柔軟でニュアンスを大事にし，漠然とした臨床状況において重要な側面に気づき，意味を解釈し，適切に反応することが求められます。看護におけるよい(good)臨床判断とは，病態生理や診断学を理解した臨床像だけでなく，患者や家族の病気の経験が彼らの身体社会心理的な強みと対処資源を十分に生かしたものであることとされます。

2　カペレッティの文献レビュー(2014年)

カペレッティ(Adriano Cappelletti)は，前項のタナーのレビュー以降の知見を加え，洗練する目的で"Systematic review of clinical judgment and reasoning in nursing"[1]というレビューを発表しました。

カペレッティの問題意識

　このレビューは，臨床推論と判断に関する多くの研究があるなかで，異なる結果を示している事柄が存在し，臨床判断に関する知見を統合できていない状況があると指摘しています。また，臨床判断や推論は，さまざまな教育や看護の環境により影響されるため，これらのモデル化や教授方法をより議論する必要があるとの視座に立っています。さらに，看護学生や臨床看護師の臨床判断のスキルを向上させるための取り組みが多いにもかかわらず，より効果があるものとして特定された方略がないことを指摘しています。

レビューの方法

　本レビューは，PubMed，CINAHL，MEDLINE，ERIC を検索エンジンとして用い，"clinical judgement"（臨床判断），"clinical reasoning"（臨床推論）をキーワードに文献を検索しています。1980〜2012 年に発表され，タナーのレビューに使用されていない論文のうち，選定基準を満たした 15 件が対象となりました。15 件の内訳は，量的研究が 5 件，質的研究が 9 件，混合研究法を用いた研究が 1 件でした。分析は，2006 年にタナー[2]が示した 5 つの結論（ p28 参照）にもとづき行っています。

臨床判断の定義

　カペレッティは，臨床判断の定義について，タナーの定義「臨床判断は，患者のニーズ，気がかり，健康問題について解釈し結論を出すこと，また行為を起こすか起こさないかの判断，標準的な方法を使うか変更するかの判断，患者の反応から適切にその場で考え出して行う判断である」を引用しています。

臨床判断の性質

　カペレッティは，近年の研究結果を追加して検討することにより，タナーの 5 つの結論は概ね支持されていることを示しています。さらに，第 6 の結論を「臨床判断を向上させる教育方略は，看護師が何を状況にもち込むかということに影響を与えるであろう」と提示しています。

◉1.　臨床判断は，手元にある客観的なデータよりも，看護師が状況にもち込むものによって影響を受ける

　看護師の意思決定は経験や類似した過去の状況に影響する[3]とされます。経験の少ない看護師や学生と熟達した看護師の臨床推論を比較した報告では，研究対象者となったナースプラクティショナーのほうがより包括的で仮説基盤的な意思決定を行っている[4]一方，経験の少ない看護師はタスクとアクション志向（業務の遂行に目が向いた）のアプローチであることが示されています。分析は表面的であり，熟達した看護師がより全体的な解釈と「ケースの全体的な予測」に向けた仮説基盤的な意思決定をするのとは異なるとされます。

　一方で，High Fidelity Simulation（HFS；臨床状況の再現の忠実度が高いシミュレーション）において，看護学生と看護師のリスクアセスメントの正答率の比較を行った研究では，有意な差が認められませんでした[5]。判断の実践において差異がみられなかったことを示しています。

　熟達した看護師と経験の少ない看護師や学生の推論の様相の違いを示す研究結果と，実証的な研究の結果の相違を受けて，カペレッティは臨床判断における看護師が判断や推論にもち込むものとしての「経験」の役割はまだ説明できていないと結論づけています。

◉2.　適切な臨床判断は，患者とその人の関心ごととのかかわりと同様に，典型的な反応のパターンをある程度知っていることによる

　近年の研究では，適切な臨床推論を行うには「時間」が重要な要因であることが示されています。十分な時間をかけて看護師患者関係を構築し患者を理解する（アセスメント）ことは，時間が限られたなかでそれを行うより，さらに包括的で複雑な推論を可能にします[6]。

　臨床判断方略としてネゴシエーションによる解決を探索した研究では，ボディーランゲージなどの非言語的コミュニケーションによって看護の対象者に関心を示すナースプラクティショナーは，そうでない者より，患者とともにケアの決定を行うネゴシエーションが行えていた[7]ことを示しています。

　このような適切で倫理的な看護ケアを可能にするための包括的な推論は，臨床判断において重要な構成要素であるだけでなく，患者ケアに利益を提供するといえます。これらのサマリーから，近年の研究は，患者にコンタクトする時間の質と量は，臨床推論と適切な判断を発展させることを示しており，タナーの結論を強く支持していると結論づけています。

● 3. 臨床判断は状況が起こった背景や看護ユニットの文化に影響される

　近年の研究では，臨床判断や推論に利用しやすい情報源に関する研究のなかで，クリティカル領域の看護師が同僚から情報を入手することを望んでおり，教科書やウェブ情報は内容が過多であり，時間に限りのある臨床状況のなかで活用することは不便であることを示しています[8]。

　また，イランの研究では，業務のリスト自体に患者のニーズに合うケアを行うのに著しい制限があったり，法律的な制限が意思決定を行ううえで関与している[3]ことを示しています。また，さまざまな制限のなかで，看護師は患者の利益と不利益，組織的な重要性にもとづき判断を行っている現状があるとされます。

　これらより，臨床判断における近年の研究においても，タナーのレビューと同じ結果であり，部署のコンテクスト，情報収集や共有方法，看護が置かれているさまざまな文化は，看護師が行う臨床判断のタイプや深さに影響することを示唆しています。

● 4. 看護師はさまざまな臨床推論パターンを単独もしくは結合して使用している

　臨床推論(解釈)を行う方法として，直観と，仮説検証の分析プロセスと，類似状況を認識する方略はタナーの結論を支持している現状があります。類似状況を認識する方略は直観を適用して認識するプロセスとされます[3]。仮説検証の方略は，患者のリスクとベネフィットや組織的に重要である事項を含んだ直観や類似状況に気づくことより，臨床推論の間に意思決定の基準を考慮することになります。

　一方で，看護師の直観やルーティンの考え方が優位に立つと，過信や後知恵バイアス[*1]を引き起こし[9]，リスクアセスメントにおける誤りを起こす傾向があるといわれています。

　以上より，推論方略のプロセスやその内容は，1人の看護師から他の看護師へとケアプランの文脈内で模範例として実質的に変化させることができ[6]，これは，タナーのモデルを支持するものとしています。

● 5. 行為の後の省察は，臨床判断における破綻がきっかけとなり，臨床知の発達と臨床推論における改善に向けて重要な意味をもつ

　グリン[10]は，タナーのモデルにもとづいた「省察的実践」を教育プログラム化

---

*1　後知恵バイアスとは，予測していなかったことが起こったあとで，「それは予測可能だった」「最初からそうなると思っていた」などと考える心理的傾向。

して看護学生に適用し，インタビューにより臨床判断と臨床への自信が高まったことを示しています。この研究は，省察が臨床判断の重要な構成要素であることを示唆しています。

◉ **6. 臨床判断を向上させる教育方略は，看護師が何を状況にもち込むかということに影響を与えるであろう**

これは，看護師が状況にもち込むものに，教育的なアプローチを行っていくことが重要だということだと考えられます。看護師が状況にもち込むものとは，その看護師が有する知識や経験のみならず，タナーが強調した倫理観や価値観も含みます。そのため，看護を行うために必要な形式的な知識や，気づくことの基盤となる実践知，看護行為のバリエーションを学んでいくことと同時に，倫理的な医療について考える機会や患者にとって最適な看護を提供することに向けた価値観を醸成する機会が必要とされます。

3 マネッティの概念分析（2018年）

マネッティの問題意識

マネッティ（Wendy Manetti）は，看護師が適切な臨床判断を行うことは患者アウトカムに影響を与え，質の高い看護ケアを行う基盤であるととらえています。しかし，臨床判断に関する多くの研究があるために，この言葉に対する誤解が存在すると認識しています。マネッティはこれらの現状から，臨床判断という言葉の意味することを明確にし，合意を形成していく必要性を感じ，"Sound clinical judgment in nursing: A concept analysis"[11]という研究に取り組んでいます。

レビューの方法

マネッティは，ウォーカーとアバンドの方法で概念分析[*2]を行っています。対象文献は，キーワードを"clinical judgement"とし，CINAHL, ProQuest for

---

[*2] 概念分析とは，概念を深く探究するために文献からの知見や現象を用いて概念を詳述していく文献研究の一手法です。概念を分析する際は定義，属性，前提，帰結などの視点で行われます。定義は「○○とは何か」，属性は「その概念の特徴や内容」，前提は「その概念に影響する前提条件」，帰結は「概念が及ぼす影響」です。その他に，類似概念や対概念を示すこともあります。概念分析のなかにもさまざまな方法があり，ウォーカーとアバンドの方法はその1つです。

Nursing and Allied Health, ERIC, Health Source/Nursing Academic Edition によって収集できる，ピアレビュー論文としています。検索期間は1984～2017年であり，対象論文数は74件となっています。

臨床判断の定義

マネッティは，さまざまな研究者の定義を提示しつつ，本概念分析の結果にもとづき，自身でも定義を新たに提唱しています

■フェインステイン："Clinical Judgment" revisited：The distraction of quantitative models[12]

医師の臨床判断の定義として，「臨床的知識と経験，効果的な患者との関係性，妥当なエビデンスの収集，科学的分析，データの組織化と優先順位づけ，仮説生成，行動定義」を示しています。臨床判断の特徴を質的量的側面から提示しています。

■ベナーら：Expertise in Nursing Practices[13]

「看護師がクライアントや患者の問題や課題や関心ごとを理解し，重要な情報に注意を向け，関心と熱心な関与をもって対応するやり方」と定義しています。

■バンニング：A review of clinical decision making models[14]

「臨床意思決定とは，看護師が患者やマネジメントにおいて提供するケアについて判断する際の日々行われるプロセスである」と定義しています。

また，マネッティは，前述したタナーの定義も紹介したうえで，タナーの研究後では，多くの研究者がタナーの定義を使用している現状を示しています。

■マネッティ：Sound clincal judgement in nursing：A concept analysis[11]

「適切な臨床判断は，看護師が患者の状況の包括的なアセスメントを形成する認識的なプロセスである。批判的思考，臨床推論，実践知，直観は，後に続く意思決定プロセスにおいて使用される。注意深い思考をとおして，看護師は患者に最も利益があると考えられるアウトカムを特定し，有用な行為を選択する。そして看護師は患者の反応をモニターし，行為を適切に修正する。省察は将来の状況に向けた臨床判断の改善とともに看護師をエンパワーする」と定義し，既存の研究を統合しています。

臨床判断の性質

　マネッティは概念分析の結果より，類似概念，属性，先行要件，帰結を整理しています。以下に1つずつ説明します。

◉ 類似概念

　マネッティは，多くの研究者が臨床意思決定（clinical decision-making）と臨床判断（clinical judgement）を相互互換的に使用していたと述べています。これらの違いについては言及していませんが，先述のカペレッティは第6の結論の説明のなかで，臨床推論（clinical reasoning）と臨床判断は臨床意思決定を導く際に使われるという記述，また，臨床意思決定は臨床推論と臨床判断プロセスの行動的要素であるという記述から解釈すると，臨床判断の結果外向きに表出されるものが臨床意思決定であると考えることができるでしょう。

◉ 属性

　概念の特徴や内容を示す属性では，「包括的なアセスメント」「批判的思考と臨床推論」「実践知」および「直観」が提示されています。以下より，マネッティが整理した知見を紹介します。

■ 包括的なアセスメント

　多くの情報を有していることはよりよい意思決定へと導くとされています。問題認識から始まり，すべての情報源や探索すべき情報を知っていることから情報収集が行われます。タナー[2]は，通常でない状況で重要な情報を特定する能力が不可欠であると述べています。それゆえにアセスメントによって患者の状態のCue*3と微妙な変化に伴う初期把握を導くということができます。ベナー[15]はこれを知覚的な鋭敏さ（perceptual acuity）と呼び，エキスパートがもつ包括的状況の認識であると述べています。看護師の気づく能力は，患者に対する予期，患者の知識やいつもの反応，理論的で臨床的な知識，他の患者との経験に影響され，加えて，看護師自身の価値観や部署の文化も影響します。ラサター[16]は，気づく能力を焦点化したアセスメント，予期されるパターンからの逸脱の認識，情報探索から構成されると示しています。

　このように，臨床判断における「包括的なアセスメント」の特徴を，患者を理解するために重要である情報を特定できること，患者の微妙な変化に敏感に気づき初期把握を行うこと，これらは看護師個人の経験や価値観のみならず部署の文化

....

*3　Cue とは，解釈がはじまるきっかけ，手がかり，サイン，合図などを指す。

も影響することなどを示しています。

■批判的思考と臨床推論

マネッティは，批判的思考，臨床推論，臨床判断の使われ方には，混乱がみられる状況があると述べています。

American Association of Colleges of Nursing(AACN)[17]は健全な臨床判断について，看護実践における批判的思考の結果(成果)であると定義しています。多くの議論では，批判的思考は臨床判断に使われる認知的プロセスと位置づけられています。

概念分析の結果，シモンズ[18]は批判的思考を，認知，メタ認知，患者の情報を集め分析するための領域に特化した知識を使い，有意性を評価し，代替の行為を重みづける複雑なプロセスであると定義しています。批判的思考は実践的・直観的推論に用いる際に最も適している代替の行為と選択を生成し，熟考するプロセスです。

また，批判的思考は行為や意思決定に先行するという性質をもちます。ビクター＝カミル[19]は，看護師は患者ケアを行う際，分析し(批判的に考える)，適用し(臨床的に推論し)，行動する(臨床的に判断する)と明確に説明しています。ヨハンセンら[20]は批判的思考と臨床推論は意思決定を導く先行要件(前提)であると結論づけています。

このように，臨床判断を健全に行うためには批判的思考が不可欠であり，臨床推論を行う際の思考プロセスとして批判的思考が使用されているという関係になるでしょう。

■実践知

実践知は多くの知見から適切な臨床判断を代表する構成要素として認識されています。また，臨床実践において求められる知であり，実践知は意思決定を導く道徳的スキルであるとも言及されています。看護師は一般的な倫理規範を知っている人が多いですが，それだけでは患者に最適な看護を届けることはできません。典型例を超えて，患者のいちばんの関心ごとをアドボケート(擁護・代弁)するために患者自身を理解していることが求められます。実践知はこれらを実現するために，看護師が患者を理解し，対応を考える際の思考の幅を広げることに寄与します。

■直観

ベナー[21]は，直観は臨床状況の即時の理解によって特徴づけられ，類似した経験によって「知っている」状況を生む機能であると述べています。ロショッテ

ら[22]が行った看護や医学における意思決定の分析では，どの専門職も直観を用いた思考が多くの部分で用いられていました。ヨハンセンら[20]の概念分析では直観は意思決定に影響を及ぼすとされています。

ベナーは，直観とは比較可能なケースとの以前の出会いに起因する看護師の自動的な反応や状況のなかで何を行うかを知る能力であり，経験の結果であると結論づけています。状況におけるこのような臨床的な把握によって，予測できない発展していく出来事において看護師が素早く，ほとんど努力なしに行動することが可能となります。加えて，患者の状況の悪化を事前に予測することができます。

医学やヘルスケア領域では，直観についてさまざまなとらえかたがなされています。ファショネら[23]は直観を意思決定を導く内的，心的スクリプト（台本・シナリオ）としています。スタンディング[24]は断定できない状況において直観を使用する一方で，断定できる状況において分析的な思考が起こることを示し，これを思考の両タイプの結合した使用である「準合理性」と呼びました。

このように，専門職者が臨床判断を行うとき直観的思考が取り入れられている状況があり，これが経験によって培われていくことが示されています。また，今後を予測すること，素早く行動することに寄与する思考のタイプであるととらえられています。

■省察

省察は行為と結果の評価と位置づけられます。ベナーは誤りや好ましくない結果は省察的なプロセスのきっかけになると述べています。タナーは看護師が状況のなかで行為の効果を評価し，必要であれば方法を修正し変更することに行為の中の省察を使用していると述べています[2]。行為の後の省察は，経験したことへの看護師が行う自己評価であり，そこから学ぶことです。ポジティブなものでもネガティブなものでも，看護師が状況のさまざまな側面で省察したことで成長し，その結果として臨床判断を改善するとされます。臨床判断を評価するルーブリック[16]では，効果的な省察を自己分析と改善へのコミットメントで判定しています。

このように，臨床判断における省察は，実践をその場で絶え間なく改善していくものであり，看護師が臨床的な学びを重ねることで長期的に臨床判断能力を向上させるものと位置づけられています。

◉ 先行要件

先行要件とは，概念に影響を与える事柄をさします。その事柄があると臨床判断に影響を及ぼす，臨床判断に違いが生じるということです。マネッティは，以

下のように先行要件を列挙しています。

　臨床判断の発達の基盤として，確かな知識，科学的な知識や理論が必要とされます。医師は診断的意思決定の際に，知識，分析的非分析的思考，自己効力感，自己調整を用いていることが紹介されています。

　臨床的なスキルを熟達して実践する能力をもつ看護師は，より複雑な思考を巡らせたり，意義のある患者との相互交流を行おうとします。しかし，時間的な猶予がない状況では，看護師は結果を早く出すためにタスクを優先するようになります。知識，技能的スキル，コミュニケーションスキル，思考や意思決定能力はよい判断を行うのに本質的な要素とされます。

　新人看護師を対象にした調査からは，自尊心，他者との関係性，必須とされる学習，批判的思考は適切な臨床判断を発達させることが提示されています。

　信頼関係と効果的なコミュニケーションは，よい臨床判断をするのに不可欠です。また，患者の状況把握に，通常の反応，価値観，信条，健康のゴールに関する知識が必要であることが示されています。

　看護師は患者中心のヘルスケアを行ううえで多職種との協働的な関係性をつくる必要があります。ある研究では，看護学生が看護師と関係性が結べると臨床判断を発達させると確認されています。

　経験は，知識，スキル，自尊心，直観，臨床判断の媒介要因となるとされます。ベナー[15]は，経験は健全な臨床判断を行うことのアートを学ぶことに多大な影響を与えるとしています。

　このような知見にもとづき，今一度臨床判断に影響を及ぼす先行要件について整理してみましょう。まず，「知識」では，科学的な知識や理論，通常の反応，価値観，信条，健康のゴールに関する患者に対する知識があること，また確かな知識であることという性質が示されています。次に「思考」については，批判的思考や分析的思考などの科学的な証拠にもとづき論理的に考える力，反対に分析的ではないが直観などに導かれる思考などが示されていました。「熟達した技能」では，技能的スキルを熟達して実践できることがより複雑な思考過程を経る臨床判断を導くことが提示されていました。「心的要件」としては，臨床判断する者の，自己効力感，自尊心，責務を果たすことを認識していること，自己調整などが影響することが示されています。さらに，「他者との関係性」として，関係性をつくるコミュニケーション能力や，信頼関係，他職種との協働的関係性などが提示されていました。「環境」要因としては，危機的な状況での臨床判断への負の影

響が示されていました。最後に「経験」です。臨床判断は，多くの要因を統合してはじめて患者にとって最適な結論を導くことができます。経験を多く有していることで，これら多くの要因を統合して看護の実践の知とする際の思考を促進することができます。

◉ 帰結

帰結とは，その概念が影響を及ぼすものをさします。つまり，臨床判断がもたらす事柄です。

マネッティの概念分析では，適切な臨床判断は患者に対して，問題の早期把握，質の高い看護ケア，複雑化の回避を起因とするアウトカムの改善に結果をもたらすという記述があります。

臨床判断に関連する研究においては，「適切な」臨床判断を測定する指標が限定的であり，この概念の帰結についての知見は，まだ十分得られていないと考えられます。

4 3つの文献からの示唆

これまで，3つの研究をとおして，臨床判断とは何かということについて探索してきました。

タナー[2]のレビューでは，臨床判断のプロセスをモデル化したことに多大な功績がありました。それまでの研究は，コンセンサスが得られる基盤的な理論のないなかで，さまざまな視座から探究が行われてきました。それゆえに，臨床判断の概念について共通理解がもてず，研究の積み重ねがされにくい状況でした。後の2つのレビューでは，臨床判断の研究についてタナーの定義やモデルを用いた研究がほとんどであることを支持しています。このように，基盤的な考え方としてこのモデルを使用した研究が多いのは，一般化されており，さまざまな実践に適用することができるためだと考えられます。

また，タナーのモデルは看護師が臨床判断する際のメカニズムを示しているため，教育に適用しやすい特徴があります。さらに，看護職の思考をわかりやすく，ありありと示しており，看護職に対する説明力があると考えます。

たとえば，「気づく」フェーズを明示したことは，価値が大きいと思われます。ある程度経験を積んだ看護師は，実践するなかで初期把握しながら患者の推論を行っていることを認識しています。今までの問題解決型の思考では，このような予期や初期把握はクローズアップされてきませんでした。これは，経験値にもと

づく考え方が，思考の認知的エラーを高める懸念があるからだと推察できます．タナーの臨床判断モデルは，この問題について，さまざまなタイプの推論を行っていることを示し，「気づく」の初期把握だけでは判断を行わない看護師の臨床判断の適切性を主張したと考えます．

　また，「解釈する」のフェーズでは，さまざまな推論パターンを用いてケースを大切にしながら思考する様子を描いています．解釈の仕方の具体を示したことは，教育への適用性を高めました．今まで看護の思考を教育するために提供された知識は，看護過程のように考える順序を示したもの，批判的思考のように分析的な思考を行う際のスキルやプロセスを示したもの，思考の指標（ものさし）となるアセスメントツールなどでした．臨床判断モデルでは，その結論に強調される「患者への最適」を，必要な場合「即時に」行う看護の特徴を可能にする推論の性質を明示したところに新しさがあり，教育への活用可能性を感じさせたと考えます．

　また，「行為の中の省察」による実践と思考の循環性や，「行為の後の省察」による臨床的な学びを取り入れた点は，看護師の成長をサポートするためにこのモデルを活用することの可能性を広げています．

　カペレッティのレビューは，タナーのレビュー以降の研究を整理し，タナーの結論が多くの部分を支持していることを示した点や，第6の結論を提示した点に功績があります．「臨床判断を向上させる教育方略は，看護師が何を状況にもち込むかということに影響を与えるであろう」という結論は，看護師が状況にもち込むものへの教育的な介入が重要であると解釈することができます．これは，マネッティが臨床判断の先行要件で示した知識，熟達した技術，他者との関係性の構築の育成が必要であることを示しています．

　一方で，教育的方略に関する研究について，妥当性の高い研究方法で教育効果を示すものがまだほとんど存在しないことを指摘し，さらに探究していく必要があることを主張しています．また，熟達した臨床判断に不可欠だとされてきた「経験」の役割が，まだ確立していないことを指摘していることが興味深い点です．これは，High Fidelity Simulation（HFS）において，看護学生と看護師のリスクアセスメントの正答率の比較を行った研究では，有意差がみられなかったという研究結果[5]をもとに考察されています．今後さらに実証的な研究を重ねることにより議論される内容となるでしょう．

　マネッティの概念分析では，タナー以降，新たな定義を提示している点，先行要件の明示に特徴があると考えます．概念分析の結果として生成された定義は，

表2-10　カペレッティのレビューで紹介されている臨床判断を育成する方法

High Fidelity Simulation(HFS)

忠実度の高いシミュレーションで，高機能のマネキンなどを用いたものが代表的である。ラサターは，HFSの有用性を質的に評価している。HFSのマネキンは，非言語的および正確な病態生理的Cueを示すことができないが，学生は臨床状況における気づきを強化することに臨場感を感じていた。看護の知を概念としてとらえる「コンセプトにもとづく学習方法」を行っている人はそうでない人に比べてHFSにおける臨床判断能力が高いことを示す研究がある。

Outcome-Present State Test(OPT)モデル

特に臨床推論の育成に向けた教育に役立つように1998年ペサットとハーマンによって開発された。看護過程を基盤にしたモデルである。学生は今の健康状態と望まれるアウトカムを比較することで，最適の診断を決定することができるように設計されている。バートレットらの研究によると，このモデルを使用することで学生の臨床推論スキルと看護における言語の知識が強化された。

Double-pragmatic program

Double-pragmatic programは，（シミュレーション）ラボと，集中的な臨床でのチュートリアル(アドバイスする人がいる臨床実習)の両方でトレーニングを行う方法であり，通常のチュートリアルセッションのみの人に比べて，臨床判断におけるエラーが少ないという結果が示された。

コンセプトマップを用いた方法

ケーススタディをコンセプトマップを用いて行う方法。臨床看護師に向けて，16週間のプログラムを行った結果，コンセプトマップを用いた群と用いない群ともにケーススタディ前後でクリティカルシンキングスキルが向上したが，コンセプトマップを用いてケーススタディを行った群はそうでない群に比べて，クリティカルシンキングスキルがより大きく向上した。

臨床判断を構成する概念にもとづいて記述されている点や，臨床的な学びにまで言及している点がタナーの定義との違いです。また，先行要件を列挙することで，教育する際にアプローチする対象が示されたため教育方略に対するヒントを得ることができます。

　3つのレビューより，臨床判断に関する知見について以下のことがいえると考えます。

　まず第1に，臨床判断のモデルや定義はタナーのものが多くの研究で使用されている傾向がありました。概念分析にもとづくマネッティの定義も今後使用されていくことが予測されます。

　第2に，臨床判断を育成する方法はさまざまな国で施行されていますが，エビデンスを主張できる方法はほとんど提示されていません。HFS，Concept-Based Learning Activity，Outcome-Present State Test(OPT)モデル，Double-pragmatic program，コンセプトマップを用いた方法などが紹介されていますが(**表2-10**)，臨床判断の評価指標の発展とともにこれらの有効性を検証する研究が進展するでしょう。

　第3に，臨床判断を測定する指標としてタナーの臨床判断モデルを活用した

ラサター臨床判断ルーブリック(LCJR®)が多く使用されている現状がありました。包括的な指標として用いられているのと同時に，それぞれのフェーズをより具体化した観点が明示されているため臨床判断の理解に非常に役立ちます。測定の目的だけでなく，教授者と学習者の共通言語を得ることにもつながり，教育実践に向けて適用可能性が高いと考えます。

5　さまざまな臨床判断のモデル

臨床判断をモデル化する際に基盤となる考え方

　臨床判断は，臨床で何かを決定していく思考プロセスです。このような思考プロセスは，さまざまな分野で研究が積み重ねられています。看護学の研究において，臨床判断，臨床推論，ならびに臨床意思決定を取り扱う際，以下の3つの理論が主に使用されているといわれています[25]。具体的なモデルを紹介する前にこの3つの基盤となる「思考」にまつわる理論を簡単に説明します。

◉ **インテュイティヴ-ヒューマニスト　モデル(The intuitive-humanist model)**
　このモデルはベナーによって開発され，タナーの臨床判断モデルはこのモデルを基盤として構築されています。このモデルは直観と看護における経験の関係に焦点を当てています。知識は経験によって蓄積され，専門職の軌跡に沿った看護師の成長としてどのような経験が臨床意思決定プロセスを豊かにするかということが議論の中心となっています。このモデルにおいて，正確な判断と推論を構築するものとして仮説検証は使用されません。そのため，科学的推論の欠如や勘にもとづく推論であるという観点から，懐疑的な見方が少なからず向けられています。しかし，本理論では患者はいつも変化する存在であり，教科書的な Cue が適切でない臨床環境において，看護師が適応する方法を発達させている事実を重要視し構築されています。この理論によって，直観の定義や構成要素の特徴が示され，看護師の思考に関する詳細な理解が促進されました。

◉ **認知連続体理論(cognitive continuum theory)[26]**
　この理論は，意思決定をする際に，直観的な思考と分析的な思考の両者を用いることを示すものです。二重構造理論ともいわれます。この2つの思考は，手元の情報量と意思決定の時間制約によって，直観と分析のどちらに重点を置いて判断するかが決定されます。
　認知連続体理論は自然主義的意思決定(naturalistic decision making：NDM)

の一部として位置づけられます。NDM は実験室における研究ではなく，緊急の判断が必要な現場で，専門家が瞬時に的確な判断ができる点に着目し，意思決定者の行動，経験，知識，専門性や思考プロセスを探ることに主眼を置いています[27]。意思決定を行うコンテクストの重要性や，経験にもとづく直観を用いた判断の有益性を主張しています。

◉ 人間の情報処理モデル

　情報処理モデルは，人間の思考，頭の中のメカニズムをシステムとして構築したもので，一般的には，入力（知覚）→ 認知 → 出力（運動）のプロセスを含みます。人間が頭の中で行っている処理は思考・推論・問題解決・意思決定などがありますが，膨大な情報をリアルタイムに処理するメカニズムがどのように働いているのかを探究したものです。

看護学での臨床判断に関するモデル

◉ OPT モデル（図 2-16）

■ モデル構築の背景と目的

　看護過程は時代によりさまざまなかたちに変化していますが，より省察的である看護師の推論を含めた変容が求められています。ペサットらが開発した OPT モデルは，情報処理モデルの理論にもとづき，看護過程に則した思考を示したモデルです。看護師のリフレクティブに繰り返される思考の様相を示しています[28]。

■ モデルの意味

　OPT モデルは，省察的自己モニタリングを強調した 6 つの下位単位をもつ臨床推論の同時的・反復モデルを表したものです。OPT モデルは，システムベースの推論モデルで，目的が達成されるように自己省察的な判断が繰り返し行われる推論の構造を提示しています。臨床推論を患者に適したものにするために，患者のストーリーに関連する事実を用います。

　このプロセスは成果達成の検証に向けて，臨床推論の背景と内容を検討することから開始されます。Cue 論理やフレーミングから，現在の状態と成果の状態を特定します。これらの比較や対比により，適合もしくは不適合の検証が行われ，患者が初期の現状から成果状態に向けて変容できるような意思決定や看護行為が導かれます。判断がフィードバックされることによって，検証結果の意味を究明することにつながり，省察と比較推論プロセスをサポートすることになります。

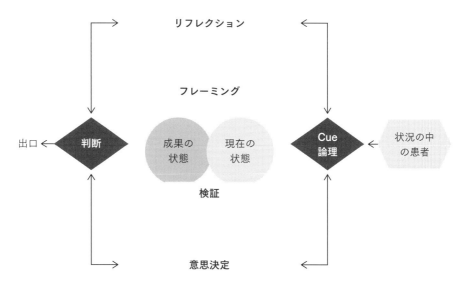

図 2-16　OPT モデル

Pesut DJ, et al: OPT: Transformation of nursing process for contemporary practice. Nursing Outlook, 46(1), 29-36, 1998 より筆者訳.

◉ 看護師の思考発達モデル(図 2-17)

■ モデル構築の背景と目的

　このモデルは，患者安全を基盤に看護学生が臨床推論が行えるように，看護師の思考の発達をめざした教育モデルです[29]。看護師は看護診断や患者の反応をふまえた看護行為を行う際に，患者にさまざまな影響を及ぼします。これらの基盤となるのは，患者安全を踏まえた看護師の思考(データの適切な解釈)であり，テソロはこれを育成することによって患者アウトカムや安全な看護を導く臨床判断モデルを開発しました。

■ モデルの意味

　このモデルは，①患者安全，②専門知識，③批判的思考プロセス，④実践の反復という看護教育の4つの構造を統合しています。

　このモデルは，スターンバーグ[30]の Human Intelligence を基盤とし，思考習慣と知能に影響するとされる3つの状況に対応させてモデルを構築しています。その環境とは，内的状況(専門知識が習得されていることや批判的思考が起こっていること：**図 2-17** 上部)，外的状況(患者安全の文脈が考慮されていること：**図 2-17** 下部)，専門的知識を活用した思考プロセスによって蓄積された実践から獲得された経験の状況(**図 2-17** 中央部)です。つまり，看護を行う思

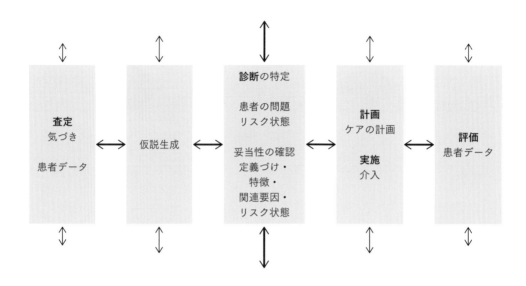

批判的思考プロセス

査定
気づき

患者データ

仮説生成

診断の特定

患者の問題
リスク状態

妥当性の確認
定義づけ・
特徴・
関連要因・
リスク状態

計画
ケアの計画

実施
介入

評価
患者データ

患者安全への配慮

図 2-17　The Developing Nurses' Thinking Model
Tesoro MG: Effects of using the developing nurses' thinking model on nursing students' diagnostic accuracy. Journal of Nursing Education, 51(8), 436-443, 2012 より筆者訳(一部省略).

考を行うなかで，専門的知識に指示された批判的思考が働き，患者安全の配慮がなされている状態を模式化しています。

◉ NCSBN-CJM(図 2-18)

■ モデル構築の背景と目的

　The National Council of State Boards of Nursing(NCSBN)は，米国の看護師国家試験である看護師資格試験(NCLEX-RN®)などを運営する組織です。NCLEX-RN® では，2023 年から臨床判断力を問う問題が出題されることになっています。NCSBN は，問題の作成にあたり臨床判断を査定するために本モデル(Clinical Judgement Model: CJM)を構築しました[25]。看護教育者や NCSBN などの組織が，形成的・総括的パフォーマンス評価，またライセンス付与のための査定や評価を開発することに向けて提示しています。ディックソンらは，前述の 3 つの理論的基盤を統合したモデルであると述べています。

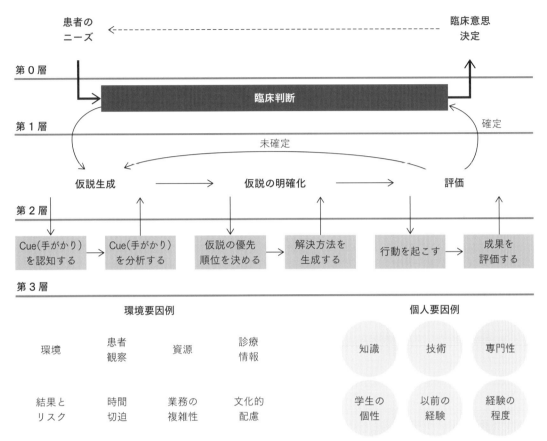

図2-18 The National Council of State Boards of Nursing-Clinical Judgement Model(NCSBN-CJM)

Dickison P, et al: Integrating the National Council of State Boards of Nursing Clinical Judgement Model Into Nursing Educational Frameworks. Journal of Nursing Education, 58(2), 72-78, 2019 より筆者訳.

■モデルの意味

　このモデルは，観察(第0層)，認知的操作(第1〜3層)，背景要因(第4層)からなる，多層構造を有します。

　第0層は，観察可能なものである「患者のニーズ」と「臨床意思決定」です。患者のニーズは，プロセスの遂行に向かって臨床判断や臨床意思決定のプロセスを起動させる働きをもちます。

　第1〜3層は，認知的操作の反復や帰納の連続する分析を描写しています。第1層は，臨床判断であり，第0層の観察可能な事柄と，第2〜3層の観察できない事柄から構成されます。第2層は，仮説生成，仮説の明確化，評価という3

つの事項の認知的操作の反復プロセスを表しています。第3層は，第2層のそれぞれの操作の遂行に向けて必要な操作を独立した部分ごとに説明しています。第4層は，モデル内の認知的操作のパフォーマンスに影響する背景要因が示されています。

このモデルは，多層にすることによって，評価指標を開発する人や使う人のニーズに合わせた活用が行えるようにしています。たとえば，学生や看護師の教育にかかわる人が形成的な評価を行いたい場合は第3層が活用可能ですし，教育プログラムの終わりに総括的な評価や査定を行いたい場合は第2層を参照できます。

NCSBN-CJM は，NCLEX-RN® 向きに臨床判断のプロセスを分解したものといえ，NCLEX-RN® の予想問題を含め，今後多くの問題がつくられると思います。それらは私たちが臨床判断を問うテスト問題を作成する際に大いに参考にすることが可能でしょう，「Cue（手がかり）を認知する」から「成果を評価する」のプロセスでの出題形式が臨床判断のプロセスをたどっていることから，臨床判断を学習する教材をつくる際にも活用することができると思います。

以上の3つのモデルからもわかるように，基礎となる思考の理論，看護行為をどう導くかというその時代の看護学の潮流，モデルの使用目的によって，さまざまなかたちの臨床判断のモデルが提示されています。基礎となる思考の理論は，情報処理のような計算機的な考え方から，直観の存在の認識，さらにはナラティブな思考の存在も認識されてきています。看護行為を導くまでの思考の過程は，看護診断のような情報処理的なモデルを省察的思考や患者のストーリーを重要視した要素を取り入れて解釈する変容が起こったり，臨床判断のような異なる概念でとらえようとする動きが読み取れます。適用する現象や目的に合ったモデルの選定が必要とされています。

引用文献

1）Cappelletti A, et al: Systematic review of clinical judgment and reasoning in nursing. Journal of Nursing Education, 53(8), 453-458, 2014.
2）Tanner CA: Thinking like a nurse: A research-based model of clinical judgment in nursing. Journal of Nursing Education, 45(6), 204-211, 2006.
3）Ramezani-Badr F, et al: Strategies and criteria for clinical decision making in critical care nurses: A qualitative study. Journal of Nursing Scholarship, 41(4), 351-358, 2009.
4）Andersson N, et al: Differences in clinical reasoning among nurses working in highly specialised paediatric care. Journal of Clinical Nursing, 21(5-6), 870-879, 2012.

5）Yang H, et al: The effects of clinical experience on nurses' critical event risk assessment judge-ments in paper based and high fidelity simulated conditions: A comparative judgement analysis. International Journal of Nursing Studies, 48(4), 429-437, 2011.

6）Funkesson KH, et al: Nurses' reasoning process during care planning taking pressure ulcer preven-tion as an example. A think-aloud study. International Journal of Nursing Studies, 44(7), 1109-1119, 2007.

7）Elliott N: 'Mutual intacting': A grounded theory study of clinical judgement practice issues. Jour-nal of Advanced Nursing, 66(12), 2711-2721, 2010.

8）Marshall AP, et al: Preferred information sources for clinical decision making: Critical care nurses' perceptions of information accessibility and usefulness. Worldviews on Evidence-Based Nursing, 8(4), 224-235, 2011.

9）Thompson C, et al: Nurses' critical event risk assessments: A judgement analysis. Journal of Clini-cal Nursing, 18(4), 601-612, 2009.

10）Glynn DM: Clinical judgment development using structured classroom reflective practice: A quali-tative study. Journal of Nursing Education, 51(3), 134-139, 2012.

11）Manetti W: Sound clinical judgment in nursing: A concept analysis. Nursing Forum, 54(1), 102-110, 2019.

12）Feinstein AR: "Clinical Judgment" revisited: The distraction of quantitative models. Annals of In-ternal Medicine, 120(9), 799-805, 1994.

13）Benner P, et al: Expertise in Nursing Practices, 2nd ed. Springer Publishing, New York, 2009.

14）Banning M: A review of clinical decision making models: Models and current research. Journal of Clinical Nursing, 17(2), 187-195, 2008.

15）Benner P, et al: Educating Nurses: A Call for Radical Transformation. Jossey-Bass, 2010.

16）Lasater K: Clinical judgment development: Using simulation to create an assessment rubric. Jour-nal of Nursing Education, 46(11), 496-503, 2007.

17）American Association of Colleges of Nursing: The Essentials of Baccalaureate Education for Pro-fessional Nursing Practice. American Association of Colleges of Nursing, Washington DC, 2008. https://www.aacnnursing.org/portals/42/publications/baccessentials08.pdf

18）Simmons B: Clinical reasoning: concept analysis. Journal of Advanced Nursing, 66(5), 1151-1158, 2010.

19）Victor-Chmil J: Critical thinking versus clinical reasoning versus clinical judgment: differential di-agnosis. Nurse Educator, 38(1), 34-36, 2013.

20）Johansen ML, et al: Decision making in nursing practice: A concept analysis. Nursing Forum, 51(1), 40-48, 2016.

21）Benner P: Using the Dreyfus model of skill acquisition to describe and interpret skill acquisition and clinical judgment in nursing practice and education. Bulletin of Science, Technology & Society, 24(3), 188-199, 2004.

22）Rashotte J, et al: Medical and nursing clinical decision making: A comparative epistemological analysis. Nursing Philosophy, 5(2), 160-174, 2004.

23）Facione NC, et al: Critical thinking and clinical judgment. In Critical Thinking And Clinical Reason-ing In The Health Sciences: A Teaching Anthology. pp1-13, Insight Assessment/The California Academic Press, Millbrae CA, 2008.

24）Standing M: Clinical judgement and decision-making in nursing-nine modes of practice in a re-vised cognitive continuum. Journal of Advanced Nursing, 62(1), 124-134, 2008.

25）Dickison P, et al: Integrating the National Council of State Boards of Nursing Clinical Judgment Model into Nursing Educational Frameworks. Journal of Nursing Education, 58(2), 72-78, 2019.

26）Hammond KR, et al: Direct comparison of the efficacy of intuitive and analytical cognition in ex-pert judgment. IEEE Transactions on Systems, Man, and Cybernetics, 17(5), 753-770, 1987.

27）山崎由香里：組織における意思決定に対する処方的アプローチの適用可能性，成蹊大学経済学部論集，44(2)，65-96，2013.

28）Pesut DJ, et al: OPT: transformation of nursing process for contemporary practice. Nursing Out-look, 46(1), 29-36, 1998.

29）Tesoro MG: Effects of using the developing nurses' thinking model on nursing students' diagnos-tic accuracy. Journal of Nursing Education, 51(8), 436-443, 2012.

30）Sternberg RJ : Successful Intelligence : How Practical and Creative Intelligence Determine Successful in Life. Plume, New York, 1997.

第3部

学びを
サポートするための
理論と方法

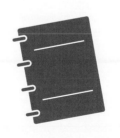

第1章 看護職の生涯学習を支援する

　私たちは看護職として仕事をするなかで，今までにない経験から実践的な学びを得たり，ガイドラインの改訂時に新たな知識を獲得するなど，専門職としての学びが自然に起こっています。日本看護協会が示す看護職の倫理綱領においても継続学習を行うことの責務が明記されているとおり，看護職の学びには終わりがありません。一方で，看護師個々の学習へのかかわり方だけでなく所属する組織の学習支援体制により学習効率や効果に違いが生じるといわれています。また，介護や子育てをはじめとしたそれぞれの生活上の理由によって，仕事や学習に配分できる時間や努力は変化します。さらに，個人により看護や学習に対するモチベーションも異なるでしょう。看護職自身がそれぞれの学習をマネジメントする意識をもち，専門職として今の自分より少し成長するための学習を行っていく個人の努力と，組織の学習支援の両輪で，看護全体の質の向上をめざすことが望ましい姿だと考えます。

　この章では，生涯学習者としての看護職の学習支援のために役に立つ理論やその活用方法を紹介します。これによって，生涯学習に対してさまざまなレベルの準備性をもつ看護職に適したサポートを考えるヒントを提供します。

1 成人学習の特徴

アンドラゴジー：ノールズ

　米国の教育学者であるノールズ(Malcolm Knowles)は，成人を対象にした教育は，子どもを対象にした教育とは異なる発想で，成人の特徴に合わせた方法で行うことを推奨し，アンドラゴジー(andragogy)という言葉を提唱しました[1]。アンドラゴジーとは成人学習を支援する技法(アート)と科学であり，子どもの学習を支援する技法(アート)と科学であるペダゴジー(pedagogy)と対照していま

表 3-1　自己決定学習の段階（グロウ）

段階	学習者	教育者の役割
段階 1	依存	権威者，コーチ
段階 2	関心	やる気を起こさせる者，ガイド
段階 3	関与	ファシリテーター
段階 4	自己決定	コンサルタント，委託者

ジェラルド・グロウの「自己決定学習の段階モデル」
（岩崎久美子訳による）の一部.
岩崎久美子：成人の発達と学習. p.157, 放送大学教育振興
会, 2019 より.

す。成人と子どもの学習支援は異なるということを明示しています。

　以下に，ノールズが示した成人学習者の特徴を要約して提示します。

① 成人学習者は自己決定的でありたいという望みがある。

② 経験を蓄積しており，これがさらなる学習への豊かな資源となっている。

③ 学習へのレディネス（準備性）は，発達課題や社会的役割を遂行しようとする
　ときに高まる。

④ 学習に対して即時に応用できる内容を望む傾向がある。問題解決や課題達成
　の支援となるような内容を求めている。

⑤ 外発的な要因（報酬や罰など）より内発的な要因（自己実現や興味など）によっ
　て学習の動機づけがなされる。

　これらの特徴を生かして，学習支援を行う際には，どのような工夫ができるで
しょうか。

◉ **自己決定的でありたいという望みがある**

　まず①「成人学習者は自己決定的でありたいという望みがある」ことをふまえ
ると，学習支援の際，自己決定するための情報提供や，自己決定できる場面の準
備が求められると考えられます。グロウは，成人であっても学ぶ内容や場などに
よって学習者の自己決定学習に段階があることを示しています（表 3-1）。学習
支援を行う場合には，学習者がどの段階にいるかを探りつつ，その人の段階に応
じた役割を担っていくこと，より自己決定性の高い学習者へいざなうことが支援
者の目標となるでしょう。

　たとえば，看護の学習を始めた人には，とにかくその教室に存在することだけ
で，何が始まるのかを待っている場合が多くあります。つまり，自身の学習の主
体となっていない依存的な状況です。高校を卒業したばかり，という発達段階だ
けでなく，年齢や経験を重ねた人であっても，新たな場に参入するときは，「何

が起こるのか」と依存的になる場合は多々あります。

このような場合，支援者は，学習の目的や全体像を伝えることや，その人自身に決めてもらう事項を意図的に増やすなど，学習の主体はあくまで自分自身にあることを認識してもらうようなかかわりが必要となります。社会人経験を経て看護職への学習に参入した「看護師以外の経験をもつ看護師」で，場が違うことで学習へのかかわりが依存的になっている場合にも，学習の全体像をイメージできるように説明したり，各プロセスの目標をガイドしたりすることで，もともと有していた学習への主体性の回復につなげることができます。

また，キャリアに対する明確な目標をもっていたり，看護自体に高い興味をもつような中堅以降の看護師（学習が得意な学生にもあてはまる場合がある）は，すでに学習に自ら「関与」している状況にあるかもしれません。このような学習者は，学習内容や方法を自分で決め，自律的に学習行動を行うことができます。しかし，これらのプロセスも模索中であったり，改善点などを認識することが困難である場合があり，これらにヒントを与えるようなファシリテーションを行うことが支援者の役割となります。

段階4の「自己決定」的な学習者は，学習内容や方法の決定に対して自身で確立したものがあること，課題を自ら特定し解決の手段を相談することができるため，学習者が望むサポートを提供するような，並列な関係性がより望まれるでしょう。

◉ 経験を蓄積しておりこれがさらなる学習への豊かな資源となっている

次に②「経験を蓄積しており，これがさらなる学習への豊かな資源となっている」ということから，経験をうまく生かす，学習内容を経験にひもづけられるように学習活動を工夫するなどが考えられます。また，支援を行う側の心の準備として，「学習者は空の器を持っていて，教育はそれに知識をつぎ込むことである」というような観念をもっていないか振り返る必要があります。学習者はさまざまな経験から，それが適切な考えであれ，誤った考えであれ（誤概念といいます），学習に何かをもち込んでくる存在であり[2]，それを変容もしくは発展しながら新しく深い理解を進展させます。このもち込んでくる経験や考え方を基盤に教育を始める工夫が必要でしょう。

たとえば，筆者（三浦）は学習者中心の教育とは何かということを，実習指導者研修の受講者に理解してもらいたいとき，「この先生はよい先生だった，よい先輩だったという人を教えてください」という質問から始めています。受講者の受けてきた教育から話をすることで，経験にひもづけた学習者中心の教育とは実際

にどのようなことなのかについて考察を深めることができます。

◉ **発達課題や社会的役割を遂行しようとするときに学習へのレディネス（準備性）が高まる**

③「発達課題や社会的役割を遂行しようとするときに学習へのレディネス（準備性）が高まる」は，学習者が学びを始めるきっかけやタイミングに言及した提言と読みとることができます。成人学習者の場合，社会的な規範や価値を自分のものにしていく内在化が進んでいると考えられます。したがって，「自分が好きだから学習する」という内発的動機づけよりは，「役割を果たす人でありたいから学習する」という同一化的動機づけ（外発的動機づけの1つ）が出現する傾向があります。そのため，発達課題を克服する際や社会的役割を獲得するためのきっかけとして，学習を行うことで，準備性が高まるため，このような機会を活用した学びが有用であるといえるでしょう。

◉ **学習に対して即時に応用できる内容を望む傾向がある**

④「学習に対して即時に応用できる内容を望む傾向がある」ということに関しては，現実の社会で活用できる知識やスキルの紹介や，活用のしかたまでイメージできる演習などの用意が有用でしょう。知識を提供する際には，これが社会にあるどの問題に対する理解を促進し，どのように問題の解決に活用されるのかにひもづける必要があります。成人学習者は実際に明日の実践に活用できる学びを求める傾向にあるといえます。

◉ **外発的な要因（報酬や罰など）より内発的な要因（自己実現や興味など）によって学習の動機づけがなされる**

⑤「外発的な要因（報酬や罰など）より内発的な要因（自己実現や興味など）によって学習の動機づけがなされる」という特徴からは，より学習者の自己実現や興味につながるように，学習者の価値にひもづけた学習内容の紹介や選定が有用だと考えられます。

では，こうした特徴をとらえたかかわりについて，具体的な例を考えてみましょう。

成人学習者の特徴をとらえたかかわりの例

　Aさんは10年目の看護師です。今年11月に師長より，「来年度退職するBさんに代わって，4月から院内の医療安全対策委員会のメンバーに入ってください。業務は各病棟の安全対策係の教育です。5月には学習会があるので，まずはその企画と実施をお願いします」と依頼を受けました。各病棟の安全対策係は，5～6年目の看護師が中心です。

　今回の依頼を受けて，Aさんはまず自分の安全対策に対する見識を深めようと，学習会を企画する前に医療安全管理者向けの外部講習に通いました。

　その後，Aさんは，学習会の構成をe-ラーニングと集合研修とし，e-ラーニングは必須，集合研修は希望者のみと設定しました。学習会に先立って，「転倒予防がうまくいかなかった事例を，患者の情報，転倒状況，スタッフの状況」の視点から記載し，提出してもらいました。集合研修では，提出してもらった事例を取り上げ自部署での経験を生かしながら，原因分析と改善策について議論しました。

　Aさんが企画した学習会の，成人学習者の特徴をふまえたポイントはどこにあるでしょうか。

　Aさんは，e-ラーニングを必須で，集合研修は希望者のみとするなど，学習者の都合や経験に合わせて学習方法を自分で選択できるように工夫しています。つまり，組織として必ず学んでほしいことを担保しつつ，自己決定性を尊重しています。また，参加者の経験を生かすために，事例をベースとして学習を進めています。先述の①，②のポイントをおさえているといえます。

　また，安全対策係の業務の1つとなる転倒予防対策を挙げ，実際の場面でどのように分析対策するかという模擬業務を行っています。転倒予防は多くのスタッフが重要視する事項です。ニーズに合った，かつ即時に応用できる内容であるため，スタッフの興味も高まることでしょう。

　また，Aさん自身についても，成人学習者としての特徴があります。

　Aさんが外部講習に通ったことは，③で述べたとおり，役割を得たときに自然と学ぶ行動が起こった，学習レディネスが高まった結果だといえます。このように，成人学習は学習者側・教育者側と役割の垣根を越えて生じます。成人の学習は，学習会のようなわかりやすい学びの場で生じるのみならず，仕事や実践のなかに存在します。たとえば，Aさんのように何かの役割を与えられること自体が契機となり，成人学習を促進しています。「何かをやってもらう」役割をに

なってもらうことが教育的な支援策となる例です。

このように，成人学習者の特徴を知ることは，成人の学習を支援するさまざまな場面で生かすことができます。一方で，自律的である成人学習者の特徴は，1人の学習者のなかでも普遍的な性質であるわけではありません。今の学習課題への興味や本人にとっての重要性，今までの自己決定性の度合いなどで，学習者はさまざまな反応を見せます。学習の支援者は，そのときの反応を受け止めながら，なるべく学習者が自分の学習の主体となるように，自己決定の機会を設けたり，経験を調整したりする工夫を行い支援することができます。

意識変容の学習：メジロー

ノールズが成人学習者の特徴を示したことは，今まで子どもの教育と成人の教育を同じものとして取り扱ってきた社会に対して大きな知見を提供しました。一方で，成人学習者の特徴だけでなく，その学習プロセスとはどのようなものか，何が学習されていくのかということに対する議論が起こりました。これらに影響を与えたのが，メジロー(Jack Mezirow)などの意識変容の学習です。

意識変容の考え方において人が何か学習することを端的に表現すると，経験に伴い認識や行動が「変わること」と言い換えることができます。これは，身内の闘病を経験したことをきっかけにがん患者に対する認識が変わり，コミットメントが強くなるといった価値観が変容する学習などをさします。意識変容の学習は，「すでにある程度ものの見方や考え方を獲得している成人が，意識や行動を変化させて新たな行動へと至る過程」[3]と定義されます。

また，メジローは，さらに「当然視されている認識の準拠枠(意味のパースペクティブ，心的傾向，精神)を，もっと包括的なものや特殊なもの，開かれたもの，情緒的に変化可能なもの，省察的なもの，などに変えることで，行動の正当性を証明するような信念や意見を形成する学習の過程である」[3]と意識変容の学習を詳述しています。メジローの意識変容学習におけるキーワードは，批判的省察を行うことで「準拠枠を変容させること」にあります。つまり，それまで自分にとってあたりまえであった今までの考え方，意味づけてきたもの，認識してきたものを，本当に適切なのだろうかと問いかけること(＝批判的省察)によって，新たな信念や意見をもつようになることです。

たとえば，水の安全や利便性が高度に保持されている日本に住んでおり，あま

り国際的な活動に興味がなかった人が，清潔ではない池の水で暮らす地域の人々の暮らしを知ることで，貧困や環境問題に対して世界的なアクションを起こさなければならないと考えるようになることは，自らの意見や信念が変容したという学習が生起したと考えられます。

また，準拠枠は，「心的傾向（habit of mind）」と「観点（point of view）」より構成されています。これは，今の認識の枠組みは，考え方の傾向や視点が変わることにより変容していくことを示しています。たとえば，部署の新人看護師の看護実践能力が低くて困る，学校での教育は不十分だと考えている人がいたとします。その人が学生の臨地実習で学生とかかわる機会をとおして，ゆっくりながらも1つひとつ学んでいる学生の様子にふれると，看護師になる学習は一朝一夕に成就するものではなく，看護実践能力の育成には時間がかかるのだという考えに変容するかもしれません。このような場合，卒業までに一定の看護実践能力を獲得してくるべきというこの人の準拠枠は変容し，入職してからも実践能力を育成していけるようにサポートするという考えや行動に変化することがあります。準拠枠を変容させていくことは，その人の今までのルールや価値観までも変わることを示す成人の深い学びを象徴する学習といえるでしょう。

◉「新卒看護師」に対するとらえ方を見直した経験

こうした経験は，私（三浦）自身にもあります。私は，大学院の修士課程に入学した際，新卒看護師が順調に社会人となり，専門職発達のよいスタートを切るためのサポートの方法に興味がありました。このような研究興味から，新卒看護師の「社会化」について探究しました。当時は社会化について，社会化とは，① 社会がどのようにして個人をそのメンバーにつくりあげていくか，② 個人がどのようにしてその社会を支えるメンバーになっていくか，と定義していました。

研究を進めるなかで，指導教官であった教授より，「看護師が専門職として成長していくプロセスを『社会化』という言葉でとらえることが適切なのだろうか，専門職として自己をどのように発達させていくかという視点では考えられないだろうか」という示唆がありました。

このアドバイスを受けて，私は，自分自身が新卒看護師のことを，教えるべき対象の人，あまり主体性をもたない人，これから社会に溶け込んでいく人というイメージでとらえていることに気づきました。これは，学習していく人自身の経験や，強みのようなものをあまり意識していないという考え方に至りました。

このような経験によって，私の新卒看護師を見る観点は変わっていき，学習者を中心とした学習とは何かという考えに大いに転換されました。また，新卒看護

師を教えたい，面倒をみたいという考え方の傾向（心的傾向）から，自ら学んでいけるように支援したい，環境を整えたいと考えるようになりました。

こうした私の意識の変容は，教授との対話という経験に伴い批判的省察が起こったことによって，専門職としての学習者像とはこういうものだという認識の枠組み（準拠枠）が変容したと読み取ることができるのではないでしょうか。

また，別の機会でも，自らに準拠枠を疑う経験をしました。教員と臨床の看護師で運営していた科目での，4年生の学びの内容を抽出する質的研究を行っていたときです。私は1つのカテゴリー名に「新人看護師」という用語を使用しました（本書でもたくさん使用していますが……）。もちろん，学術用語とも位置づけられる用語ですが，研究メンバーの1人が，「1年目のスタッフのことを新人や新卒というのは看護師の特徴ですよね」と言われました。確かに新卒医師という言葉はあまり聞きません。近年は「指導」という言葉にも違和感を覚えるくらい，学習者とのニュートラルな関係性や学習者の能動性を重要視していたつもりでしたが，新人看護師という言葉がもつマイナスのイメージ（能力があまりないなど）に気づくことができませんでした。重要視していた準拠枠があまり成熟したものではなかったことを反省したできごとでした。

経験学習：コルブ

臨床において，看護師が経験によって成長することは広く認識されていますし，基礎教育においても1年生の実践と最終学年の実践は経験により違いがあります。一方で，経験を積んでいても，それが質の高い実践や安全な実践につながっていない場合があります。どのような経験が学習を生起させ，経験がどのように学習に結びつくのかを示したものが，コルブ（David Kolb）の経験学習モデル（**図3-1**）です。

今までの成人学習モデルは抽象的な表現が多く，実践の経験を科学的にとらえることを難しくしていました。この経験学習モデルが出現したことにより，経験学習の人材開発論への本格的な導入が始まりました。

経験学習モデルは，新しい状況での概念の試行，具体的な経験，観察とリフレクション，抽象的な概念の形成と一般化の4つのフェーズで構成されています（**図3-1**）。各フェーズについて以下に説明します。

■新しい状況での概念の試行

学習者が現場の業務においてさまざまな状況・局面に直面し，それらに即興的

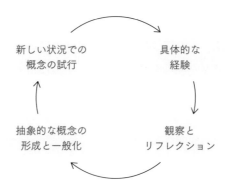

図 3-1　コルブの経験学習モデル（図 2-5 再掲）
Kolb DA: Experiential Leaning: Experience as the source of learning and development. Prentice-Hall, London, 1984 より.

に対応している，いわゆる実践のフェーズです．実践者はその局面を打開することが求められています．

■具体的な経験

　目の前にある困難な課題に対応するなかで，その後省察するエピソードに満ちた経験を積むことです．困難な課題とは，その人にとって苦難を伴う仕事や課題を指します．

■観察とリフレクション

　いったん現場を離れ，自らの経験の意味を振り返ることです．

■抽象的な概念の形成と一般化

　複数の困難な課題を処理するなかで得た経験の意味を重ね合わせ，実践についての持論を自ら構築することです．

　では，経験学習理論にもとづいたかかわりについて，具体的な例を考えてみましょう．

経験学習理論にもとづいたかかわりの事例

　C さんは消化器外科病棟 4 年目の看護師です．入職 1 年目から順調にステップアップしており，患者に対して最適な看護を行うよう努力している様子がうかがえます．師長のあなたは，C さんに 1 人の看護師として適切な看護を行うという

ことを超えて，部署全体の看護の質を高めるような看護師に成長してもらいたいと思っています。

　ちょうど現在，この部署では，3か月後から新たに心臓外科の術後患者をICUより受け入れるベッドを3床開設することになっています。あなたはこのベッドの開設準備チームを3人選ぶ予定ですが，これをCさんの成長の機会として，メンバーの1人に選ぼうと思っています。

　開設準備チームに求められる具体的な業務は，ICUでの研修を2週間経た後，部署に転床してきた後の看護の流れを文書化することと，部署内の勉強会の企画を行うことが求められていますよ。

　経験学習理論を用いて，Cさんのさらなる成長を促すサポートを考えてみましょう。

　経験にもとづいて学習のサポートをする際のポイントは大きく3つあります。

◉ 経験の質を考える

　まず1つは，その人にとって簡単ではないが，サポートや努力によって乗り越えることができる経験をしてもらうことです。Cさんの場合，開設準備チームの1人に選出されるということがこのような経験になります。4年目となり，部署のルーティンについては問題なく行えるようになった段階で，ICUへの研修によって他部署の看護の様子や患者の術直後の様子を学習することは，Cさん自身と部署での看護の質を高めることにつながります。

　ICUでの経験をもとに部署での看護のプロトコルを文書化するという作業は，実践を言語化する必要があるため，Cさんにとって困難が伴う経験かもしれません。しかし，他のメンバーとの協働や上司のサポートによって，乗り越えられるレベルの課題と位置づけられます。一方で，この3人の準備チームで他にどのようなメンバーを選出するかによって，Cさんにとって，乗り越えるのが難しい課題になる可能性があります。

　たとえば，他の2人が10年目と7年目で，Cさんよりも経験年数が長い看護師の場合，Cさんにはマネジメントの役割はあまり期待されなくなります。Cさんは文書化や勉強会の開催など実務に注力することができます。しかし，他のメンバーの経験年数がより近い場合，Cさんの役割は増え，困難を乗り越えられない状況が生まれる可能性があります。このように，成長をサポートする人は，「次は何をやってもらおうかな」という感覚で，学習者にとって努力すれば乗り越えられる経験を準備することで，その人の学習を促進することができます。

● 学習者の「うつし鏡」となり，リフレクションを促す

　経験学習を促進する2つ目は，リフレクションの相手になることです。リフレクションにおける教育者の役割は，学習者の「うつし鏡」になることです。学習者の行動やそれを導いた考え方などを「見える化」するように，言語化をサポートします。このとき，支援者は自分が好ましいと考える方向に学習者が発言するようについ誘導してしまいがちですが，それが行き過ぎると，学習者は教育する人が何を言ってほしいのかと想像して話すようになります。

　あくまでも，学習は学習者から始まることを心にとめておきましょう。学習者が自分の考えや行動を自分の言葉で話すからこそ学習が生まれるのです。うつし鏡役になる場合，私は学習者にインタビューをするつもりで行っています。なぜその行動に至ったのか，そのときどのように考えていたのか，どのような状況があったのかと興味をもって聞いていきます。そうすると，「なるほど，だからそのような結果になったのか」と話している人とともに合点がいく局面に至ります。また，リフレクションは実践するなかで改善が必要な場合だけでなく，うまくいった場合に行うことも非常に重要です。実践知の蓄積につながるためです。

　もちろん，実践の場では，インタビューのようにゆっくりと話をする時間はなかなかとれないでしょう。しかし，事例では，CさんがICUでの研修が終わった際に「どうだった？」と問うだけでも，Cさんは自分の学んだことの焦点を認識することができます。また，「消化器の術後患者のケアとどう違っていた？」と問うことで，Cさん自身が「ICUでの研修に飲み込まれていて自分の経験を整理できていなかった」と気づいたり，「患者の違いは言えるけれど，ケアの違いは言えなかった」と気づき，経験をさらにリフレクションし実践知を言語化することができます。学習者の経験がその場限りで流れてしまわないように，ひと声かけることがリフレクションを支援する1歩であると考えます。

　一方で，臨床ではすぐに行動を改善してもらわないと患者の安全が守れないというようなことが多くあります。そのような場合はリフレクションとは分けて，リクエストとして率直に伝えることが必要であると考えます。その際も，もちろん相手への尊重の気持ちが欠かせません。

● 概念化の手助けをする

　経験学習のポイント3つ目は，概念化の手助けをすることです。概念化とは，いくつかの経験から学んだことから「Aは，結局このようなことだ」，「Bは，CとDを見ればよい」などという自分なりの理論をつくることです。抽象的な概念の形成と一般化にあたります。松尾[4]はこれを「持論化」とよんでいます。たとえ

ば，「肺炎の患者はAとBの経過をたどって改善する」「脊柱手術後でコルセットをしている患者は転倒しやすい」など，自分の実践での経験や，書籍や研究で得られた学習から導かれ，「持論」がよりブラッシュアップされます。

　学習支援をする人は，学習者と同じような学習経験を積んでいる場合が多いです。そのため，現象に翻弄されやすい学習者より，鷹の目で現象を整理しやすい状況にあります。先ほどの事例で，ICUでの研修を終えたCさんに「消化器の術後患者のケアとどう違っていた？」と聞いた際，Cさんが「オペ室から帰ってきたときのカテコールアミンの量も違いますし，モニターの数もぜんぜん違います。初回歩行の始め方も観察の頻度も結構違っているので……」と答えたとします。その場合，Cさんのこうした認識のままでは，実践知になりません。そこで，支援する人から「循環状態の変動が起こりやすいから，処置や看護も変わってくるんだね」と現象を抽象化して伝えることで，Cさんはこの後，「循環状態の変動が起こりやすい術後患者のケアというテーマで見てきた現象を整理してプロトコル化していこう」という概念化の手がかりを得ることができるでしょう。

　学生も，看護の学習を行うなかで多くの経験をします。特に実習は，それまで学んだ知識や理論を用いて，現場で起こる現象を理解していく活動といえるでしょう。

　筆者らが所属する聖路加国際大学では，看護をPeople-Centered Care（PCC，市民が主体となるケア）という理念として位置づけています。ある学生が，退院が近いがなかなかリハビリテーションが進まないという患者を看護していました。患者は，「もう起きたくない，リハビリにも行きたくない」と訴えており，学生は「これも患者の望みなのではないか，患者がこんなに嫌がっているのに患者にリハビリを強要するのは間違っているのではないか」と悩んでいました。患者と話をしているうちに「いつも行っていたデイケアでちぎり絵をやっていた。もうできないけどね」という言葉を聞いた学生は，これを患者の強みととらえて病院に用意してあった塗り絵を勧め，少しずつこれを理由にして車いすに乗る時間を増やし，リハビリテーションを行っていきました。教員が「患者さんの市民性を引き出したね」と言うと，学生は「PCCって，患者さんが今望むことをかなえることだけではなくて，患者さんが生活している場で自分らしくいるためにあるんですね」と自分が経験したことを省察していました。これはPCCを教科書で学んだ文言としてではなく，自分なりの概念化に至った学びであると考えられます。

以上のように，経験学習モデルは，実践での経験を基盤にしながら成長する看護師をサポートする際に多くの示唆を与えてくれます。さらに，教育的なサポートがない場合でも，経験を看護師自ら成長につなげることができる工夫が示されています。

2　自ら学ぶとは―自己調整学習

臨床現場に出てからの学習は，学校のようにカリキュラムや学習の場が設定されているわけではなく，その人自身の経験や職務遂行上のニーズから起こります。つまり，学習者は何を学ぶのかという学習内容から，どのように学ぶのかという学習方法まで自分で決定する必要があります。もちろん，所属組織が提供する教育計画もありますが，これらの受講も基本的には自分で決めていくことになります。

また，仕事をしながら学習を続けていくためには，時間やコストの捻出などを含め，高い自律性がないと実現しない状況があります。能動的に学習していける人はどのような特徴をもつのか，どのようなやり方をしているのか，どのような環境が能動性をサポートするのかなど，学習者の能動性にまつわるメカニズムを知ることで，支援に役立てることができるでしょう。これから紹介する「自己調整学習」は，こうした支援に知見を与える理論です。自己調整学習の研究は，学校環境での研究はすでに多く存在しますが，近年，成人学習者への適用の必要性が述べられています。

1996 年，中央教育審議会が「生きる力」の育成を教育目標として提示して以来，初等，中等，ならびに高等教育では，「自ら学び自ら考える」力を育成する教育内容や教育方法が積極的に取り入れられてきました。自己調整学習はこれらを説明する概念として 1990～2000 年代に多くの研究者によって理論化が試みられ，現在まで数々の研究が報告されています[5]。

自己調整学習は，学習を対象とした学習とされ，能動的な学習のプロセスを示します。学習者の性質だけでなく学習プロセスを明示している点で学習の支援に役立てやすい理論となっています。

自己調整学習の定義

　この理論は，同じ教育を受けている学生であっても，学習に積極的に関与する学生と，そうでない学生になぜ分かれてしまうのか，という疑問を解明するために，主に，初等・中等・高等教育などのフォーマルな教育現場で研究されるようになりました。自己調整学習の研究は，学生たちがどのように自らの学習過程の主人公になれるかを明らかにしたいという願いから，1980年代半ばに登場しました[6]。

　ここで，代表的な自己調整学習の定義を2つ紹介します。
- 学習者が自身の学習プロセスにおいて，認知的，メタ認知的，動機づけ的に能動的に関与していること[6]。
- 学習者が自分の学習の目標を設定し，その目標に役立つように自分の認知，動機づけ，行動をモニターし，制御し，コントロールして，個人的な特徴と環境の文脈的な特徴の両者によってガイドされ制約される，能動的で公正的なプロセス[7]。

　これらの定義からわかることは，まず自ら学ぶことができる人は，自分の学習について意識して行っており（認知的），自分の学習プロセスを俯瞰してみることができ（メタ認知），自分のやる気を調整しようとする（動機づけ）ことができることです。また2つ目の定義からは，自ら学ぶには目標をもつことが有用であること，本人の特徴や環境が関与することを読みとることができます。
　自己調整学習の3つの主要な要素は，「メタ認知」「動機づけ」「行動」といわれています[5]。メタ認知とは，学習の遂行を俯瞰してみることができる視点をいいます。動機づけは，学習行動へのやる気や行動にとりかかろうとする心的なエネルギーをさします。行動は学習に関連する活動です。

自己調整学習のプロセス

　バンデューラ[8]の社会的認知理論を基盤としたシャンクら[9]の自己調整学習理論は，「予見」「遂行のコントロール」「自己省察」の3段階の過程で示されます（図3-2）。学習者は「予見」の段階においてなんらかの目的をもち計画を立てます。そこには，個人の興味や自己効力感が影響します。「遂行のコントロール」の

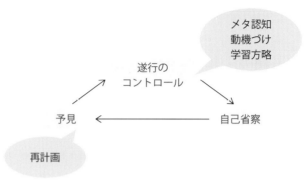

図 3-2　自己調整学習のプロセス

段階においては，遂行がうまくいっているかモニタリングし，注意を焦点化します。「自己省察」の段階では，遂行がうまくいったか自己評価し，その原因を考えます（原因帰属）。そして成功したときの肯定的な自己反応や，基準に到達できなかったときの修正（適応）が生じます。「自己省察」の段階は次の「予見」の段階に反映されるという，循環のプロセスとして成立していきます[5]。このように自己調整学習の理論は，学習者の認知的な活動にも焦点を当て，学習者が学習プロセスに能動的にかかわる過程を詳細に取り上げています。

　本書では，バンデューラ[8]の社会的認知理論を基盤とした理論を紹介しました。詳細は専門書に譲りますが，自己調整学習には，他の理論を基盤としたさまざまな理論が存在します。

　生涯学習のプロセスでは，学校のような学習を主目的に集まっている場以上に，自らの学習を調整していく力が求められます。上淵[10]は，今後の自己調整学習研究に関して，社会人となってからの学びを対象にすることを課題に挙げています。

看護師が自ら学び続けることの難しさと実現へのアイデア

　専門職として私たちが学び続けることは，看護師の能力の 1 つとして位置づけられています。たとえば，国際看護師協会（ICN）は，看護実践能力の内容について，ケアの提供，専門職的・倫理的・合法的実践，マネジメント，専門職的開発能力を挙げています[11]。また，EU 内での看護師の移動を活発にするために国を越えた看護実践能力を測定するツールとして開発された EQT（EHTAN Questionnaire Tool）[12]は，アセスメント，コミュニケーション，ケア提供，

チームワーク，研究能力などとならび，専門職的開発（professional development）能力を挙げています。専門職的開発能力とは専門職として能力を発揮できるよう，自ら学び成長し続けることであり，その重要性が示されています。

一方で，働くなかで学ぶ看護職には，学習を阻害する要因が多く存在するといわれています[13]。学習を阻害する要因とは，「家族の世話」「研修への参加費用」「休日取得の困難さ」「興味と研修内容の不一致」，ならびに「動機づけの低下」など[14-16]をさし，生活上の役割や時間の捻出，さらには興味の多様性という社会人としての生涯学習していくことの特徴が関与しているといえます。看護職の責務を果たしながら学習を行うことは，役割や時間を調整し，自らの興味や関心を認識しながら学習の課題や場を見つけるなど，学習する能力と多くの努力が必要です。

それでは，仕事も生活も忙しく，質の高い看護実践を行うために自己研鑽を求められる看護師は，どのような工夫をして効果的に学習すればよいのでしょう。また，看護師の学習の継続をサポートするにはどのような工夫ができるでしょう。先ほど説明した自己調整学習のプロセスをもとに考えてみます。

まずは予見の段階です。予見の段階では，目標を認識することが出発点となります。目標とは，認定看護師になるというような長期的な目標もあれば，標準予防策の手技が確実にできるというような短期的な目標もあります。看護師が働く場は，めまぐるしく物事が流れていきます。そのため，たとえば，部署での転倒数が増加しているとき，「最近転倒が多いな，気をつけよう」とぼんやりと認識をすることも多いのではないでしょうか。一方で，「最近転倒が多いな。新しいスタッフもいるので，もう一度全員で部署の転倒予防策を確認しよう」と意識的に目標を認識し，昼のカンファレンスで読み合わせをするという具体的な方法を計画すると，学習が生起しやすくなります。このように，課題を目標として変換できる力があると，学びの自律性が高まるでしょう。

次に遂行のコントロールの段階です。いくら目標と方法に対する計画が立っても，これが実際に行われなければ学びの成果が出ません。学びの遂行をコントロールする，つまり学びを走らせ継続させるには，モチベーションが保てていること，学習方略が適切に働いていること，モニタリングできることが必要でした。先ほどの転倒予防策を考えた場合，「退出時の確認事項をあらためて確認しよう」というような前向きな姿勢で参加したり，読み合わせという方法が効果的でないので変更しようなどと工夫したり，形だけでなく目標が達成するようにカンファレンスが進んでいるか確認したりなどが行われる状況が，学びの遂行がコ

ントロールされている状況です。このように，学ぶ内容を自分ごととして認識し前向きな気持ちがつくれる力，学ぶ方略を工夫できる力，学習の状況を俯瞰できる力によって，学習の継続性が高まり学びのプロセスが効果的に進みます。

最後に自己省察の段階では，学習の成果が目標を達成するものであるのか考えていきます。転倒予防策の例では，スタッフの認識が一致したか，自分は予防策が正確に言えるかなどと振り返っていきます。このように，目標に照らして自己の評価を行える力によって省察が進み，さらなる目標の設定につながることとなります。

自己調整学習，つまり自ら学び続けるために必要なことは，下記のようにまとめられます。

- 目標が認識できる
- 学ぶ事柄に対してモチベーションが保てる（自分にとって価値があり学べる内容だと思える）
- 学習の方法がわかる（やり方や手順がわかる）
- 学習プロセスをモニタリングする俯瞰的な視点がもてる
- リフレクションから目標を再設定できる

それでは，立場を変えて学習支援する側の人ができる工夫を見ていきましょう。

自ら学ぶ行動を起こしていくためには，目標を認識していることが必要でした。日常の実践は，ともすれば同じことを繰り返していると認識しがちです。そのため，何か課題がある状況でも慣れてしまい，学ぶ必要性を感じることができない状況があるのではないでしょうか。目標とは，専門看護師になりたいというようなキャリアを高める目標でも，認知症の患者にもっとよい看護を提供したいという日常の実践をよりよくする目標でも，自己調整学習を促進するといわれています。学習支援としては，目標をもてるようにかかわること，役割を準備すること，ぼんやりしている目標を明確にすることなどが考えられます。また，それらの目標が具体的であるか，すぐ取り組めるものであるかをアドバイスすることができます。たとえば，2年目の看護師が，将来，急性期重症専門看護師になりたいといった場合，それではこの1年で人工呼吸器を装着した患者の呼吸と循環のアセスメントができるようになろうという目標を設定するだけで，実際何から学び始めたらいいのか，自分の今の学習状況はゴールを目指してどこまでたどり着いているかを本人自身が認識できます。

また，その目標に対して，本人がモチベーションを保ち続けることは行動化す

るために重要です。これは自分にとって役立つと思え（価値がある），できるであろうと予測できる（期待できる）目標であると人は動機づけられ行動が起こりやすくなります。支援としては，その目標について，本人がやればできそうだというレベルにかみ砕くこと，その目標がもつ価値について伝えることが必要です。先ほどの看護師でいえば，重症者のケアを行う際に呼吸と循環のアセスメントは中心的なスキルになるというような価値を伝えることで，モチベーションを高めることにつながることになります。

また，目標が定まりモチベーションがあったとしても，学習の方法がわからなければ行動を起こすことができません。目標があったときはそれに到達する方法がみえているかを確認しましょう。特に学生の実習を担当している際，なかなか課題に取り組めない学生をみることがあります。時間の調整が課題となっている場合もありますが，適切な方法がわからず，課題の達成度合いが低いことがあります。調べ方や確認の仕方などをアドバイスすることが必要となります。

最後に，自分の学習に対して，うまく進んでいるかどうか，メタ的な視点を俯瞰して見られているかどうか，意識化しているかどうか確認することも支援となります。

3 モチベーションの支援にかかわる理論

成人学習者は，自身が学習を行うべき内容や方法，そして状況を自身で認識できる存在であるのが理想ですが，仕事は生活の一部であり，まして仕事のための学習となるとあまり時間や関心をさけないという状況もあるでしょう。組織からすると，学習者があまり関心を示さない学習内容でも修得してほしい事柄（教育ニーズがあるもの）があります。また，学生は学習することが生活の中心である場合が多いですが，学位をとる，資格要件を満たす，単位を取得するなど，あまりやる気が起こらなくても，決められた期間に決められたラインまで学習成果を到達させなければならないことがあります。このように，学習に対するモチベーションは学習に大きな影響を与え，実際に学習行動を起こす原動力になります。モチベーションに関する理論は，多くの種類がありますが，以下より特にモチベーションへの支援に役立つ理論を紹介します。

行き先を具体的に明示する―目標設定理論

　人は，さまざまな価値を実現するためになにかしらの目標を設定し，達成しようと行動を起こします。目標とは，「人が成し遂げようと努力する最終的な事柄（対象，状態）」をさします[17]。ロックら[18]によって提唱された目標設定理論とは，目標と遂行レベルとの関連に焦点を当てた目標達成プロセスの考え方です。この理論では，目標に向けた行動の遂行レベルを高くするためには，目標の具体化や適切な高さがあることが重要であることを示しています。つまりはっきりと認識できるちょうどよい高さの目標があると，人は行動を起こしやすいということです。

　目標の具体化とは，今後本人の行き先となる目標の達成すべき基準や量を具体的に示すことです。たとえば，1年目の看護師に，「1か月後には一人前に術後患者をみられるようにしましょう」と言うより，「1か月後には，オペから帰室した患者をクリティカルパスに沿ってアセスメントできるようにしましょう」と言うほうが，目標が具体的です。

　学習支援する看護師は「一人前」という実践能力をなんとなくイメージしていますが，この表現は具体的でないため，経験が少ない看護師には，何をどの程度求められているのか把握できません。しかし，「クリティカルパスに沿ってアセスメントできるようにする」という「一人前の定義」という基準を具体的に示すことで，目標を認識することができ，何をすればよいかが明確になります。目標設定理論の多くの研究でも，目標の高さと成績とのあいだにはプラスの相関関係があるといわれています[19]。

目標をともに考える

　あなたはこの部署の主任です。師長から「Dさん(経験年数5年)，最近モチベーションが低いように感じるのだけど，サポートしてあげて」と依頼を受けました。新人時代のDさんは「実習で取り組んだ循環器患者さんの看護が興味深くこの病棟を希望した」と言っており，仕事に対するモチベーションが高いように感じましたが，最近はルーティンワークをそつなくこなしているものの，さらによい看護を行うというアクションが見えない状況です。あなたが，最近参加した研修で学んだ興味深い知見を話しても，「へぇー，最近，ぜんぜん勉強したりしてないです」と言っています。

目標設定理論から，Dさんにどのようなかかわりができるでしょうか。

Dさんはもともと循環器疾患をもつ患者の看護に興味があったようです。しかし，現在はルーティンワークをこなしているが，より質の高い看護ができるように行動を起こすことがないようです。Dさんにできるサポートを目標設定理論から考えると，役割として高い実践能力を発揮しなければならない係を担当する，循環器看護の1つ高い段階のクリニカルラダーや資格の取得を目標にするなどが考えられます。つまり，Dさんにとって少しがんばらなければ達成できない高い目標で，具体的にわかりやすい目標を提示するのです。近くにいる先輩だからこそ，Dさんにとってはっきりと認識できるちょうどよい高さの目標を設定するサポートができるかもしれませんね。

「できそうで価値がありそう」は前向きになる—期待×価値理論

私たちがふだん「期待する」という場合には，何かをあてにし，心待ちにするという意味で使用することが多いと思われます。たとえば，今日の夜勤が落ち着いていることを期待するなどです。しかし，この理論における期待（expectancy）とは，主観的に認知された成功の見込みのこと[17]をいいます。端的に言えば，「できそうだと思えること」です。

価値（value）とは，当人が課題（対象）やその達成（行為と結果）に対してどの程度価値（主観的な魅力や望ましさ）を認識しているかということです[17]。「何が望ましいか」については，自らの欲求や個性，あるいは社会的な規範などの影響を受けつつ，日常的な体験をとおして形成されます。「これは自分にとって意味がある・役立つ」などと思う認識といえます。

期待×価値理論は，この「期待」と「価値」が動機づけに影響を及ぼし，行動の出現に影響を与えるという理論です。

たとえば，ある90分の講義の後に，「2行程度で感想を書いてください」と言われたら，ほとんど躊躇なく書き始める人が多いでしょう。しかし，「A4 10ページに今日学んだことを書いてください」と言われたら，課題を少し先延ばしにする人が多いのではないでしょうか。これは，「2行」なら書けそうだ，つまり，書くことに成功する見込みが大きいですが，「A4 10ページ」はすぐにはできそうもない，つまりすぐに成功する見込みが少ないからだといえます。「期待」の程度が異なるといえます。

一方で，この講義自体にまったく興味がもてず，自分にとって役に立たないと感じた場合，「2行程度で感想を書く」ことすら気が進みません。反対に，この講義が自分の興味とすばらしく一致しており，学んだことを書き留めておく価値を自分でも見い出せる場合には，「A4 10ページの課題」もすぐにとりかかることができるかもしれません。

　この動機づけ理論は，両者が「×（積）」として表現される点に特徴があります。これは，どんなに期待が大きく（簡単にできそう）ても，価値がゼロ（まったく意味を見い出せない）のものであれば，モチベーションが高まらず行為が生起しない，またはこの事項を回避することを示します。これは逆の場合，とても価値が高くても，まったく期待がゼロ（できそうだと思えない）の場合でも同じです。このように，片方がない状態では，動機づけやそれに伴う行動が起こらないことに注意しましょう。事例にそって紹介します。

スモールステップ化と学ぶ価値の共有

　あなたは，部署の教育担当者です。1年目看護師の実地研修担当者から，「Eさんに糖尿病の患者さんについて勉強してきてと言っても，ぜんぜん勉強してきてくれないんです。この前はそれでインシデントが起こりそうになりました。どのようにかかわったらいいか，迷ってしまって……」と相談を受けました。

　あなたはEさんに何か仕事に関する学習で困っていることはないか聞いてみると，「少しずつ本は開いてみるんですけど，何から手をつけていいかわからなくて」「インスリンの量を間違えないように注意すればいいんですよね」という発言が聞かれました。Eさんにどのようなサポートができるでしょうか。

　期待×価値理論を教育の場面で適用する際には，課題のスモールステップ化（小さい階段であればできる感覚，期待が増す）や，その人にひもづいた価値の伝達が挙げられます。事例の新人Eさんへのサポートを考えてみましょう。Eさんは「何から手をつけていいかわからなくて」と言っています。新人看護師にとって，具体的に何を学ぶことが糖尿病の患者に対する安全な看護につながるのかはなかなか焦点化しづらいものです。

　エキスパートの看護師は，糖尿病の患者を安全に看護するために必要な知識について全体像を知っているので，患者の安全につながるものから具体的に知識習得のナビゲーションをするというのは，有用な支援になります。たとえば，「ま

ずは，インスリン製剤の種類を見てみては？」「インスリン製剤ごとの作用時間を調べてみては？」と，目標を小さく提示することによって，「これなら情報収集ができそう」と期待が増し，学習に取り掛かりやすくなります。このように，学習しづらさを感じている学習者がいた際には，学習の枠組みの大きさを振りかえり，スモールステップにする（＝期待を高める）支援が考えられます。

　また，Eさんは，「インスリンの量を間違えないように注意すればいいんですよね」と，投与量を間違えるという事故を起こさないことに目を向けています。つまり，Eさんにとっては，インスリン製剤について知識を得る意味や価値がそれほど高くない状況であるかもしれません。教える側の立場としては，事故を起こさないことはもちろんのこと，使用する薬剤の作用機序や作用時間を理解して投与後の患者の観察などに生かすことで，患者に対して安全な医療が提供できると考えるでしょう。そこで，知識を習得することで，投与後の患者の観察などを行う際に役立つ，という患者への安全な医療につながる理由を伝えることで，Eさんが知識習得に対する価値を高くもてるような対話となります。

　このように，期待×価値理論は，学習者のできるという気持ちと意味があると思う気持ちに働きかけ，行動を引き出すことに役立てることができます。教育の実際に直接役立てる場面が多い動機づけ理論です。

できないときは能力ではなく方略に帰す―原因帰属理論

　原因帰属とは，人が「なぜ？」と問い，その結果「○○が原因だ」と推測，判断する思考プロセスを指します[17]。たとえば仕事が早く終わったときに，「今日は仕事量が少なかったからだ」，あるいは「自分の仕事のスキルが上がったからだ」と，ある事象をその背後にある条件と結びつけること（原因帰属）です。このような原因帰属のあり方が当人のその後の行動に影響を及ぼすといわれています。

　結果の原因には，個人的要因と環境的要因があります。ハイダー[20]は，個人要因として意図，努力，能力を，環境要因として困難さ，運を提示し，これらが動機づけや可能性を媒介して行為や結果に結びつくモデルを示しています。動機づけは意図（特定の仕方でふるまうための認知プラン）と努力（当該行動に対して努力しようと思っている量）の積で示されます[17]。個人要因であっても能力は可能性につながり，動機づけにはつながらないことが特徴的です。

　たとえば，野菜を毎日食べようと目標を立てたものの，達成できないことがあったとします。この原因を，「コンビニエンスストアに寄ることができる帰り

道で帰らなかったからだ」と努力や方略に帰す場合と，「継続して目標を達成する能力がないのだ」と能力に帰す場合とでは，今後の行動の出現はどうなるでしょうか。前者は，帰り道は自分で制御可能ですから，努力する方法が明確にわかりやすく，行動変容が起こりそうです。一方，後者は，変容するのに時間がかかる能力という統制しにくい部分や具体的方略が思いつかないものに帰していることから，次なる行動が起こりにくいと考えられます。

このように，自分で統制が可能であり，改善の方略がはっきりしている方向に原因を帰すことで，行動変容に向けた行動が出現しやすくなると考えられます。

改善しやすいものからアプローチする

あなたは，部署の教育担当者です。実地研修担当者から，「1 年目の F さんなのですが，勤務の最後に今日の振り返りをしていると『私はできない人なので』『○○は苦手なんです』という発言があります。はじめは自信がないのかと思って励ましていたのですが，なかなか上達がみられなくて。何かよいかかわりはありますか？」と相談を受けました。F さんの精神健康度は問題がなく，表情も明るい状況です。F さんにはどのようなサポートができるでしょうか。

F さんの「私はできない人なので」という発言は，彼女がうまくいっていない原因を自分の能力に帰属していることを示唆しています。能力は，長い時間をかけて培われるものであり，すぐには変えられないものです。そのため，改善が必要な課題を具体化し，それを実現するためにはどのような方略が必要かを対話することは有用です。たとえば，F さんには優先順位の判断が適切でないためスケジューリングがうまくできなかったり，患者の安全が脅かされる状況が出現しているとします。「優先順位は○○や△△を優先して判断することで，スケジューリングがうまくいく」という具体策（方略）を伝えることで，実践がうまくいかない原因を方略に帰すことができ，実際に改善に取り組むことにつながると考えられます。

動機づけのタイプ―内発的動機づけ・外発的動機づけ

学習へのモチベーションとして，内発的動機づけと外発的動機づけについて説明します。これらは，動機づけの種類を理解するための理論です。

内発的動機づけとは，その活動自体から生じる固有の満足を求めるような動機づけを指します。これには興味が大きくかかわっており，1人ひとり異なるその対象に対する当人のこだわりを前提に，「楽しさの感覚」や「集中の意識」が努力せずに，焦点の定まった注意が持続的に注がれることをさします[21]。

　みなさんは，ワクワクしてその本を読むのをやめることができないとか，楽しくて夢中になってスポーツを練習するという経験をしたことがあるのではないでしょうか。このように，かかわっていること自体に満足を感じるような，感情が体から湧き出るような動機づけを内発的動機づけといいます。学習場面で置き換えると，「おもしろいから学習する」「好きだから学習する」「興味があるので振り返らずにはいられない」となります。

　外発的動機づけとは，内発的動機づけと比較すると，対象の事柄以外のことに一義的な目的がある動機づけです。学習場面でいえば，「ほめられたいから学習する」「自分にとってためになる事柄だから学習する」となります。

　有機的学習理論は，特にこの外発的動機づけを説明した理論です。この理論では外発的動機づけを自律性の程度によって，① 外発調整の段階，② 取り入れ的調整の段階，③ 同一化的調整の段階，④ 統合的調整の段階，の4つの段階に分けています[22]。

　1つ目の外発調整の段階は，報酬の獲得や罰の回避を目的とするものであり，「先輩にほめられる（怒られない）ように勉強する」という理由となります。2つ目の取り入れ的調整の段階は，他者比較による自己価値の維持や罪や恥の感覚の回避を目的とするものであり，「できない人と思われたくないから勉強する」という理由となります。3つ目の同一化的調整の段階は，対象への価値を認め，自分のものとして受け入れていることにもとづいており，「看護師は生涯学習を続けるべきだということに同意できるから，勉強する」という理由となります。4つ目の統合的調整の段階は，活動が自分の価値観を一致して違和感なく受け入れられている状態にもとづき，「看護師でいる限りは生涯学習を続けることがあたりまえだと思うから，勉強する」という理由となります。

　この理論が登場する以前は，内発的動機づけが好ましいもの，外発的動機づけはなるべく内発的動機づけにシフトするよう働きかけること，と理解されていました。しかし現在は，外発的動機づけであっても適切な状況があることが説明されます。特に専門職者の場合は，社会的役割や組織での役割を担うために，個人の嗜好として好きではないことも学習，実践しなければならない状況があります。このように，社会的な規範や価値を自分のものにしていくことを内在化（internalization）といいます。

　この内在化の程度（理由づけのあり方）によって，自律性の程度が決まります。たとえば，演習などで学生の話に耳を澄ましていると，「私はこういう複雑なの嫌い，合わない」などという言葉が聞こえてきます。これは，楽しいことはやるがそうでないことは行わない，つまり内発的に動機づけられないときは学習をしないという自律的ではない状況となっています。しかし，この練習が誰に届くのか，学習成果が看護ケアの質に直結することを理解し始めると，「複雑なことが嫌い」なことは変化しなかったとしても，学習を続けるような姿がみられます。これは，患者にとって望ましい自分でありたいという動機づけから導かれる内在化だと考えられます。また，臨床看護師では，安全対策や感染予防など，臨床看護師として学ぶことが必須である情報に対して，情報のアンテナを張っているような看護師は，専門職としての規範や価値が内在化されている特徴があると考えられます。

　成人学習者を理解する際に，情報提供した内容に対する興味，もしくは情報に対してどのようなタイプの動機づけをもつのかを査定することは教育の助けとなります。たとえば，部署の中堅への学習支援について考えてみましょう。学習すること自体に興味がある人，つまり何かを調べたり，新たな知識を得たりすることに対して内発的動機づけをもっている人には，キーワードとなる情報を提供しただけで自ら学びを広げていくことができます。反対に，キャリアを発達していくことや看護の質を高めることに対して興味がない人には，そのメリットを明示するなど，より自立性が高い動機づけへと支援していく必要があるでしょう。

引用文献

1）マルコム・ノールズ（著），堀　薫夫，他（監訳）：成人教育の現代的実践—ペダゴジーからアンドラゴジーへ．鳳書房，2002.
2）R. K. ソーヤー（編），森　敏昭，他（監訳），望月俊男，他（編訳）：学習科学ハンドブック　第二版　第1巻　基礎/方法論．北大路書房，2018.
3）藤村好美：ロバート・D・ボイドの変容的学習の理論に関する一考察—変容のプロセスにおけるGrief（悲嘆）の持つ意味を中心に．広島大学大学院教育学研究科紀要，3（55），53-60，2006.
4）松尾　睦：経験からの学習—プロフェッショナルへの成長プロセス．同文舘出版，2006.
5）伊藤崇達：自己調整学習の成立過程—学習方略と動機づけの役割．北大路書房，2009.
6）Zimmerman BJ, et al: Becoming a self-regulated learner: Which are the key subprocesses? Contemporary Educational Psychology, 11, 307-313, 1986.
7）Pintrich PR: The role of motivation in self-regulated learning. In Boekaerts M, et al: Handbook of Self-Regulation, pp451-502, Academic Press, San Diego, 2000.
8）A. バンデューラ（著），原野広太郎（監訳）：社会的学習理論—人間理解と教育の基礎．金子書房，1979.
9）ディル・H. シャンク，他（著），塚野州一，他（訳）：自己調整学習の実践．北大路書房，2007.

10）上淵 寿：自分の学習に自分から積極的に関わる．鹿毛雅治（著）：モティベーションをまなぶ12の理論―ゼロからわかる「やる気の心理学」入門！ pp281-302，金剛出版，2012.

11）Alexander MF, et al: ICN Framework of Competencies for the Generalist Nurse. International Council of Nurses, Geneva, 2003.

12）Cowan DT, et al: Competence in nursing practice: A controversial concept-a focused review of literature. Nurse Education Today, 25, 355-362, 2005.

13）Schweizer DJ, et al: Deterrents to nurses' participation in continuing professional development: an integrative literature review. The Journal of Continuing Education in Nursing, 41（10），441-447, 2010.

14）Lee AC, et al: Hong Kong nurses' perceptions of and participation in continuing nursing education. The Journal of Continuing Education in Nursing, 36（5），205-212, 2005.

15）Beatty RM: Continuing professional education, organizational support, and professional competence: Dilemmas of rural nurses. The Journal of Continuing Education in Nursing, 32（5），203-209, 2001.

16）Penz K, et al: Barriers to participation in continuing education activities among rural and remote nurses. The Journal of Continuing Education in Nursing, 38（2），58-66, 2007.

17）鹿毛雅治：学習意欲の理論―動機づけの教育心理学．金子書房，2013.

18）Locke EA, et al: Building a practically useful theory of goal setting and task motivation: A 35-year odyssey. American Psychologist, 57（9），705-717, 2002.

19）モチベーション・マネジメント協会（編）：公認モチベーション・マネジャー資格 BASIC TEXT. 新曜社，2012.

20）Heider F: The Psychology of Interpersonal Relations. John Wiley & Sons, Hoboken, 1958.

21）鹿毛雅治（編）：モティベーションを学ぶ12の理論―ゼロからわかる「やる気の心理学」入門！ 金剛出版，2012.

22）櫻井茂男：白ら学ぶ意欲の心理学．有斐閣，2009.

第2章 自ら学ぶ力を育成する

1 自ら学ぶ力の育成方法

　前章では，看護職の生涯学習を支援するための理論とかかわりについて，説明しました。そのなかで，自ら学ぶ人の要素としては，① メタ認知：自らの学習プロセスを鷹の目で見ることができる，② 動機づけを保持することができる，③ 学習行動を起こすことができる（学習方略がわかっている）という特徴をもっていました。では，これらの特徴はどのように育成できるのでしょうか。

　看護学において，自ら学ぶ力を育成するための方法は，学生に対するもの，看護職に対するものを含めてまだあまり研究が進んでいません。しかし，教育心理学や教育学の領域では，たくさんの研究が積み重ねられています。専門職を育成する大学や社会人を対象にして自ら学ぶ力を育成する方法を整理すると，以下の4つが挙げられます。それらは，自己調整学習方略を獲得するもの，リフレクションを促進するもの，学習プロセスのなかでチューターを活用するもの，能動的な授業方略を用いるものです（**図 3-3**）。

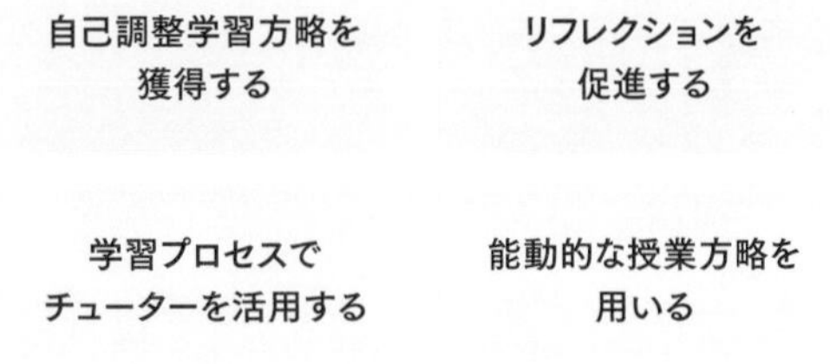

**自己調整学習方略を
獲得する**　　　　**リフレクションを
促進する**

**学習プロセスで
チューターを活用する**　　　　**能動的な授業方略を
用いる**

図 3-3　自ら学ぶ力を育成する 4 つの方法

自己調整学習方略を獲得する方法

　自己調整学習方略を獲得する方法は，自ら学ぶ人の特徴である，① メタ認知，つまり学習プロセスを鷹の目で見ることができる，② 動機づけを保持することができる，③ 学習行動を起こすことができる（学習方略がわかっている）のうち，①〜③すべてに働きかける方法です。ここでは，特に③に注目して説明します。

　たとえば，看護職である私たちが，新たな感染症について知識を得たい，学習する必要がある場合，あまり苦労をすることなく正確な情報を得ることができます。なぜこれが可能かというと，情報を得る方法や資源を知っている，すなわち感染症について根拠がはっきりした情報を知るための「学習のやり方」を知っているため，すぐに行動が起こせるわけです。一方で，洋食店で客に出すことができるデミグラスソースをつくる必要があるという課題に直面したらどうでしょうか。同じ学習能力があったとしても，看護職である私たちは，どのようなレシピにアクセスすればよいのか，どのような方法や順序で料理する技術を高めたらよいのかという「学習のやり方」を知りません。前に示した，感染症の学習を行うときより，学習行動を起こすのが遅くなり，学習のやり方もぎこちないものになるでしょう。このような場合，自ら学ぶというよりは誰かに教えてほしいという依存的な状態になることもあるかもしれません。

　この知見は，私たちが学生や若手看護師をサポートする際に大いに活用することができます。たとえば，学生の担当の患者が翌日手術の場合，「術後にアセスメントするべき事柄を確認してきてください」と前日に声をかけたりする場合があります。しかし翌日確認してみると，「術後にアセスメントするべき事柄」まで整理されず，術式や病態のみを一生懸命調べていることがあります。

　このような場合，学習方略，すなわちそのときの課題に対する「学習のやり方」を理解していない場合があります。課題に対して，あまり行動が起こらない，目的がずれている状況があった際には，学習のやり方がわからない場合があります。課題の正確な把握と，やり方についてサポートすることで，効果的に学ぶことができたり，学習行動が起こらない状況を打開できることがあります。

リフレクションを促進する方法

　リフレクションを促進する方法は，自ら学ぶ人の特徴である，① メタ認知：自らの学習プロセスを鷹の目で見ることができる，② 動機づけを保持すること

ができる，③学習行動を起こすことができる（学習方略がわかっている）のうち，①に働きかける方法です。

　自ら学ぶプロセスには，目標を認識し，現在行っている学習行動が，自身が知りたいことやできるようになりたいことに向かっているかをモニタリングし，省察することが含まれます。このリフレクションを促進する方法は，学習が終わった後，自分の学習遂行状況はどうであったか，目標は再設定する必要があるかと振り返ることを意識的に練習する方法です。これは「行為の後の省察」にあたります。

　たとえば，認知症患者の症状をアセスメントする指標を探す目的があった際に，予定より時間がかかった状況があったとします。自ら学ぶ力が高い人は，検索の方法などに無駄がなかったか振り返りを行うことでしょう。一方で，自ら学ぶ力を育成する途中の人に対しては，学習に対する振り返りを意識化するように促すことで，学習を自分でマネジメントできるようになります。こうした働きかけは特に学生には有効で，学習の結果だけでなく，その結果を導いた学習方法に対しても対話することで，将来的に自ら学習をマネジメントする能力の育成につながると考えられます。

学習プロセスのなかでチューターを活用する方法

　チューターを活用する方法は，自ら学ぶ人の特徴である，①メタ認知：学習プロセスを鷹の目で見ることができる，②動機づけを保持することができる，③学習行動を起こすことができる（学習方略がわかっている）のうち，①に働きかける方法です。これは，前述したリフレクションを促進する方法が「行為の後の省察」をサポートするのに対して，「行為の中の省察」をサポートする方法といえるでしょう。つまり，学習を行っている間に，学びについての足場掛けを行うことです。これは，教育において一般的に行われていることです。

　たとえば，実習においてその日に観察すべき内容が不十分であった場合，学生に「呼吸のメカニズムについてもう一度復習してみましょう」などの言葉がけを行うことがあります。この目的は，より充実した観察を行うために必要な知識を収集することを促しており，学習の最中に自ら学ぶ方法を示唆していることとなります。また，実習などで記録物の仕上がりが遅れている学生に対して，「時間配分を考えてみようか」などと，学習にかける時間をメタ認知できるように声をかけることがあります。これは学習の最中に時間配分に関して示唆を与えています。若手看護師の場合には，心電図の読み取りに苦労している際に，「波形を見

る順序をこの本で確認してみたら？」などとアドバイスすることがあると思います。これも学習過程において省察を促進するものにあたります。

　ある実践を行う際に必要な知識や技術を教員や先輩看護師は知っていますが，学生や若手看護師はどのような知識や技術を学習するとその実践につながるのかがわかりません。臨床の場において，彼らの身近にいる教員や先輩看護師が，学習を俯瞰するよう声をかけたり，足場となるような視点をアドバイスすることで，学習者自身が実践を獲得していくヒントとなります。

プロブレムベースド・ラーニングやブレンディッド・ラーニングなどの能動的な授業方略を用いる方法

　能動的な授業方略を用いる方法は，自ら学ぶ人の特徴である，① メタ認知：学習プロセスを鷹の目で見ることができる，② 動機づけを保持することができる，③ 学習行動を起こすことができる（学習方略がわかっている）のうち，すべてに働きかける方法です。

　プロブレムベースド・ラーニングとは，問題解決型学習（PBL）ともよばれ，問題の解決に向けてあるシナリオや文章に記載してある不明な部分を調査し状況への理解を深めたり，解決方法を探求したりする学習方法です。これらは，チームによって行われ，チューターがこれらのプロセスを見守ります。

　ブレンディッド・ラーニングとは，文字通り複数の授業方略を組み合わせて行う手法であり，典型的ものにはe-ラーニングと対面授業を組み合わせた方法が多く紹介されています。これらは，授業で知識や技術を教えるということではなく，自律的に学ぶ仕掛けをあらかじめ配置した授業方略であり，総合的に自ら学ぶ力の育成をデザインしたものです。

　こうした教育手法では，自ら学ぶ機会や経験は多く存在していますが，その機会や経験を省察したり，学習方略を意識化する取り組み自体は組み込まれていないため，チューターのかかわりが大きな役割を担うことになります。

　看護基礎教育や大学院教育などフォーマルな教育課程においては，このような構造的な方法に取り組むことが可能ですが，臨床での教育においては，これらのエッセンスを活用することになります。たとえば，何か知識を提供する講義から始めるのではなく事前課題を活用して自律的な学びを促したり，事後課題を用いて講義で学んだことを臨床の状況に転移して理解する機会を設けたりするなど，自分で学習活動を行う機会をつくることで適用できると考えます。

2 自ら学びを続ける4つの方略

　ここからは，看護師の自己調整学習方略を探索した研究[1]をもとに，看護師が自ら学ぶうえで工夫している方略を解説します。従来の研究では，実証研究のなかから上記の認知的側面と動機づけ側面の学習方略が提示されてきました。これは，これらの研究がフォーマルな教育課程，つまり小学校から大学のような学習の場で行われてきたことが強く影響しています。

　成人学習者として，放送大学に通う社会人の学生の学習方略について研究があります[2]。これによると，学習方略は，「時間制御方略」「発展探究方略」「テキスト習熟方略」などが示されています。一般の学生より時間の調整などの要素が強調されていますが，認知的な方略が基盤となっている点で学生のものと構成が類似しています。発達段階が同じであっても，学びが生起する場や，学習を行う立場が影響しているように考えられます。

　一方，特に臨床の看護師は，仕事を継続するなかで学習しています。学生と比べると，生活において学習することへの比重は少なく，社会人の学び方として変化していることがイメージできるでしょう。加えて，専門職としての学びを行っているのが特徴的です。看護師の学習は，仕事の前に，仕事中に，仕事の後にと多様な状況で発生します。

　看護師の自己調整学習方略研究では，4つの方略が因子分析により導かれました。それらは，省察的な学習方略，拡張的な学習方略，学習モニタリング方略，協働学習方略です。次から，① 方略の定義，② 質的研究より導き出された看護師の実際の工夫，③ 学習方略のポイント，④ 量的な研究より導き出された看護師の学習方略の具体について説明します。

　こうした方略を知っていただくことで，自身の学習上の傾向を見直したり，経験の少ない看護師や学生へのアドバイスに活用できると思います。

省察的な学習方略―振り返り上手になる

◉ 方略の定義
　日常の看護実践に深くかかわり省察を行う際に用いられる学習方略

◉ 看護師が行っている実際の工夫
　省察的な学習方略を取り入れている看護師は，日常の実践をうまく活用して学習を行っています。看護師の学びは経験に影響されることが大きいため，日々の

実践を自然に成長に結びつけることは非常に有意義です。たとえば，このような看護師は，仕事が終わり帰宅している電車のなかで，「あの状況でもっとよい対応をするにはどうしたらよかったのだろう」と思い返し，次に同じ状況が起こったときの対応や新たな学習課題を認識しています。実践の省察から自身の課題を見つける習慣がついているとも考えられます。また，このような学習課題を認識した際に，すぐに次なる学習行動に移すことができる看護師もいます。このような看護師は，課題の解決がすぐできるように書籍を揃えるなど，課題を解決しやすい環境づくりを工夫している状況があります。

◉ **学習方略のポイント**

■省察的に学ぶ

- 経験をうまく生かして学ぶ
- 自分の経験にひもづけて学ぶ
- 経験を学習のきっかけとして使う
- 経験を振り返る機会を設ける（短時間・じっくり）

■情報収集と統合を効果的に行う

- 知識を実践に適用する
- 精度の高い情報を選択する（複数のリソース・臨床的に重要な部分の探究，自分の言葉で理解する）

◉ **省察的な学習方略のバリエーション**

- 経験から得た知識を次の実践に応用している
- 実例を思い出しながら，情報を理解する
- 患者に深くかかわったことを勉強のきっかけとして生かす
- 新たな実践を行うときは，患者の反応を観察する
- 勉強した知識を実践に使ってみる
- 患者の状況をよりよくするためにはどうしたらよいかと考える
- 自分の看護実践を振り返って，次はこうしてみようなどと考えをめぐらす
- 学習した効果を実践で実感している
- どこが大切かという視点で情報をみる
- 何か調べるときは，複数の情報にあたる
- 本や文献を見るときは，知りたいことを意識して読む

拡張的な学習方略―学びを上手に拡げる

◉ 方略の定義

　より意識的に，看護実践の向上を目指して学習の場や内容を拡げる際に用いられる学習方略

◉ 看護師が行っている実際の工夫

　拡張的な学習方略を活用している看護師は，現在働いている場から一歩踏み出して学びを拡げています。

　たとえば，外部の研修会への参加，学会への参加，他部署や他病院の看護師との学びの交流などです。資格や学位の取得を行う場合もあります。認定看護師の教育課程を受講した際のまとまった学習の経験によって，自分の看護実践のレベルを1段上げることができたと感じている看護師もいます。また，外部での学びの交流から，実践上同じ興味をもつ看護師どうしがつながり，これがさらに人的資源となって学びが拡大していく状況もあります。異なる組織の人と出会うことで，自身が働く施設の強みや弱みを知ることにもつながり，1つの組織に閉じない開かれた学びが実現します。

◉ 学習方略のポイント

■学ぶ状況をつくる

- 時間をつくる
- 役割を得る
- 目標や課題を意識する
- 楽しく学べる状況をつくる

■組織外の看護に目を向ける

- 学会・研修会・講演会に行く
- 大学院に行く
- 資格を取る
- 他病院や他部署の人の話を聞く
- 雑誌に目をとおす

◉ 拡張的な学習方略のバリエーション

- 勉強するための時間をつくる工夫をしている
- 勉強しなければならない状況に自分を追い込む
- いつも何かしら勉強したい課題を意識する
- 学習したことを活用できる役割を担うようにする

- 積極的に学習できる場に行く（学会・研修会・講演会など）
- 看護系の雑誌には定期的に目をとおす
- 自分のやる気が起こる名言や尊敬する人の言葉を思い返す

学習モニタリング方略―学びのプロセスを俯瞰する

◉ 方略の定義

　学習を効果的に行えるように調整する，また情報を収集し，臨床で使えるかたちで統合する学習方略

◉ 看護師が行っている実際の工夫

　学習モニタリング方略とは，学び自体を効果的に行うためのさまざまな技をさします。学習能力と言い換えることもできるでしょう。具体的には，情報収集，得た情報の統合について看護実践に役立つかたちで適切に行うことができるなどが挙げられます。このような力をもつ看護師は，エビデンスが高く正確な情報を手に入れるための情報源を知っていたり，複数の情報源を確認してできるだけ情報の精度を高めるような調べ方を行う努力をしています。

　さらに，働くなかで学習を行う際には一定の動機づけや努力が必要です。そのため，自らの動機づけを保つためにその内容を学ぶ意義やメリットを再確認したり，学習が継続するように学習したい気分である時にまとめて学ぶなどの努力に対する調整行動を行ったりしています。忙しいなかでも学習を効果的に行うためのさまざまな工夫が行われています。

◉ 学習方略のポイント

■学習プロセスをモニタリングする

- 集中できる条件づくり
- モチベーションを上げる工夫をする
- 効率的であるか確認する

■学習成果をモニタリングする

- 課題に優先順位をつける
- 臨床的に重要なポイントを把握できたか確認する

◉ 学習モニタリング方略のバリエーション

- 勉強するときは，自分が集中しやすい状況や時間を選ぶ
- 複数の事柄を勉強するときには，優先順位をつける
- 自分なりの方法で勉強へのやる気を起こす

- 勉強しているときは，自分が理解しているか確認しながら進める
- いくつかの情報を検討して，答えをみつける

協働的な学習方略―周囲の人を上手に巻き込む

◉ **方略の定義**

　人的資源を活用する際の学習方略

◉ **看護師が行っている実際の工夫**

　協働学習方略をとり入れている看護師は，何か学習したい内容があるとき，「人を巻き込む」工夫をし，周囲の人的支援を活用して効率的に学習を実現しています。この方法は学習を効率化するだけでなく，チームに知識を浸透させることにも効力を発揮します。そのため，部署内で足並みを揃えて新たな実践を導入したり，実践の改善を行ったりすることができます。また，部署外で学んだことについて，その学びを自分だけで閉じずに，部署のメンバーにフィードバックする場合があります。このような「Teach Back（教え返す）」する活動が自身の知識をさらに定着させるという効果を生みます。

◉ **学習方略のポイント**

■協働することで効果的に学習する

- 1人の負担は少なく知識を多く得る
- 他者の視点を得る
- 話すことで学習成果が高まる

■メンターをみつける

- 学習についてサポーティブな人をみつける
- 知識豊富な人とつながる

◉ **協働的な学習方略のバリエーション**

- 同僚や仲間と協力して勉強する
- 勉強についてアドバイスや励ましをくれる人をみつける
- 情報は部署の同僚と共有する

3 自ら学びを続ける看護職を支援するために

自己調整学習方略の使用に関連する要因—学びを続ける人の特徴

こうした方略を用いて学びを続けている看護師には，その人自身の特徴や周りの環境が影響することがわかっています。

学びを続けられる要因を知ることで，自らの学習環境をととのえたり，後輩や部下へのキャリア支援や学習しやすい環境づくりに役立てることができます。

看護師の自己調整学習方略の使用を説明する要因を探索した研究からは，以下のような結果が得られています。

全国の看護師 1,000 人程度から回答を得た研究からは，12 歳以下の子育てをしていない人，進路・キャリアに関して希望がある，またはキャリアは今のままでよいがさらに優れた実践をしていきたいと考える人，学習費用をより多く使用している人，看護実践能力の高い人，モチベーションの高い人，学習行動の生起が起こりやすい人，活動性の傾向が強い性格の人，学習に対する人的資源が多い人がより頻度高く学習方略を使用していました。

このような結果から，子育てをしている真最中かどうかなど生活を組み立てる自由度やライフステージによる学習のしやすさやしにくさが学習の継続に影響していると考えられます。また，大きなキャリア目標でなくても，その部署でよい実践をしていきたいと考える人は，まったく目標がない人に比べて，自己調整学習方略が多く使用されており，能動的学習が頻繁に行われている様子がうかがえます。さらに，学習や看護に対するモチベーションが高い，学習行動がすぐに生起しやすい，活動的な性格など，前向きな感情がある人は，学習を継続していることが示されています。学習支援を行う際には，モチベーションなどへの働きかけが有効かもしれません。看護実践能力の高い人も方略を多く使用していることが示されます。大学生への研究においても学業成績など，学びの成果に位置づけられるものが強い関連を見せており，同様の結果が得られたといえます。最後に，学習に対する人的資源，これは「学習の相談に乗ってくれる人がいる」「周りが勉強熱心だ」など周囲の人々の学習熱心さや，メンターの存在の有無が学習の継続に関連することが示されています。周囲の人々のサポートが生涯学習を継続するうえで非常に大きな意味をもつことが示唆されます。

自分で学習を続けていくためにできる工夫

　先述したように，看護師は仕事のなかで学習を続けています。忙しいなかで細々と，時にはしっかりと学習を継続させるには，何かしらの工夫が必要です。これまで，学習の仕方について，あまり気にしていなかった人もぜひ，学習を効率化し成果を高める学習方略を取り入れてみてください。

■さまざまな方略を使ってみる

　自分の学びを拡げる余裕があるときは，今まで使用していなかった方略を活用してみましょう。

　たとえば日々の実践をあまり掘り下げることはしていないと思う人は，今日の実践のよい点や改善点を同僚に話してみると，次なる目標がみつかったり，自分の優れた点を認識できる機会となるでしょう。

■得意な方略をみつける

　忙しい時期，元気がないとき，モチベーションが保てない時期は自分の好きで得意な方略を主に使って，負担を少なく学習を継続しましょう。帰りに実践を思い返す，スマートフォンで簡単な調べものをするだけでも立派な学習です。

■ライフサイクルに合わせて強弱をつける

　ライフサイクルや体調によって，学習に邁進する時期と，細々と続ける時期があります。自分にとって少しの努力で学習ができる方法をみつけておくとよいですね。

■キャリアについて定期的に考え，目標をみつける

　目標があることは自己調整学習方略の使用を高めるという研究結果があります。資格を取るというような大きな目標だけでなく，今よりよい実践をしたいという目標でも，自律的な学習が向上します。定期的に，自分が目指す実践について考えてみるとよいですね。

　私たちが働く医療現場は忙しいことが多く，自分の学習についてあまり気にとめる機会はないと思われます。しかし，自分のめざす実践やキャリアについて考える機会をつくり，自分の成長について俯瞰することが必要なのではないでしょうか。そのことで，質の高い看護の提供や自分が望むキャリアの実現に向けて生涯学習を自分のペースで続けていくこと，看護という仕事にたずさわりながら自身の人生をより豊かにすることができると考えます。また，外部の研修に出向くことで，意外と容易に今までの実践上の悩みが解決されるような知識を得たり，

実践上同じ興味をもつ看護師との交流から，働く施設の強みや改善点を認識することができるでしょう。

引用文献

1）三浦友理子：看護師の自己調整学習方略尺度の開発―構造方程式モデルによる妥当性と信頼性の検討．聖路加国際大学博士論文，2012.
2）浅野志津子：生涯学習参加に影響を及ぼす学習動機づけと学習方略―放送大学学生を対象にして．風間書房，2010.

第3章 研修・勉強会をデザインしよう

1 研修・勉強会をデザインする枠組み

インストラクショナルデザイン

みなさんは研修・勉強会をすることになったら，まずは何を決めるでしょうか。講師を決めて，都合のよい日程を調整するでしょうか。それとも場所の確保や開催にかかる費用の捻出方法を考えるでしょうか。もちろんどれも研修や勉強会を実施するために欠かせない要素ですが，実際にはもっとずっとたくさんの要素について考えて準備していると思います。

そうしたたくさんの要素を整理して，効果的な研修・勉強会を計画（デザイン）する際に有用な枠組みに，インストラクショナルデザイン（instructional design：ID）があります。直訳して「教育設計」や「教授設計」とよばれることもあります。ID そのものは，計画する人や状況によって多様です。しかし，その計画の過程にはいくつかの共通点があるといわれています[1]。最も強調されるのは，基本要件（**表 3-3**）の 1 の通り，学習者の目的の達成にむけて，意図的に学習プロセスを支援するものであり，そのために教える側は何をすればよいか，に焦点が当たっていることです。

ADDIE モデル

ADDIE（アディー）モデルは，ID のプロセスを示す，最も基本的なモデルの 1 つであるといわれています。分析（Analyze），設計（Design），開発（Develop），実施（Implement），評価（Evaluate）の 5 つの要素で構成されています。**図 3-4** にあるとおり，分析から評価に続く一連のプロセスがあるとともに，評価の活動は他の 4 つの要素と直接かかわっています。つまり，どのプロセスにあっても

表 3-3　ID の基本要件

	基本要件	説明
1	ティーチング（教えること）のプロセスではなく，学習のプロセスを支援することに焦点化するという立場をとる。	偶発的ではなく，意図的な学習に焦点化する。意図される目的や望まれる学習成果に応じて，学習活動が設計され選択される。
2	学習はさまざまな変数が関与する複雑なプロセスであるという立場をとる。	学習に影響する変数（学習時間，教育の質，適性，学習者の学習能力など）には相互作用がある。たとえば学習者の意欲や課題への適性を考慮しないのであれば，いくら教育の質が高くても効果を上げることができない。
3	ID モデルはさまざまなレベルで応用可能である。	1 時間の研修，1 つの科目のカリキュラム全体といった規模の違いや，個人による教育，大規模なプロジェクトによる教育など，あらゆる教育計画の開発に役立つ。
4	デザインは繰り返しのプロセスである。	何がうまくいくのかを判断するためには，学習者に実際にやってみてもらう必要がある。設計過程には学習者を巻き込むことが必要であり，連続的なプロセスである。
5	ID 自体が総合に識別可能でかつ関連する下位プロセスの集合体である。	求められる成果と教え方と評価方法を整合させること。求められる成果を決定し，真正のタスクに学習者を巻き込むような学習活動をつくり，練習・フィードバックに用いる方法をデザインする。
6	異なるタイプの学習成果には異なるタイプのインストラクションが求められる。	すべてのことを教えられるベストな方法は存在しない。学習の条件は，求める成果のタイプに応じて異なる。

ガニエRM，他（著），鈴木克明，他（監訳）：インストラクショナルデザインの原理．pp.3-5，北大路書房，2007 より著者が構成．

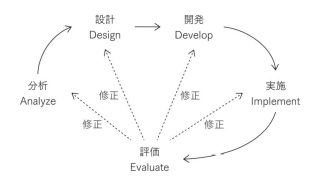

図 3-4　ADDIE モデル

評価し，改善しながら進んでいくということを示しています。

　なお，ADDIE モデルのプロセスは必ずしも「分析」の段階から始まるわけではありません。たとえばまったくのゼロから研修計画を立てるときは「分析」から始めたとしても，すでに行われている既存の研修を修正する場合は「実施」の段階からとりかかることもあるということです（もちろん，場合によっては既存の研修

表 3-4　ADDIE モデルの構成要素とその概要

分析（Analyze）	学習の必要性や意義を検討する。
設計（Design）	学習目標を立案し，評価指標を検討する。
開発（Develop）	学習活動の内容や教材を考え，作成する。
実施（Implement）	計画を実施する。
評価（Evaluate）	評価指標に従って目標の達成度を確認する。

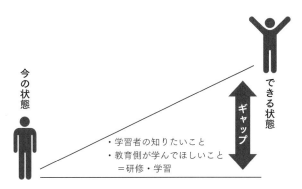

図 3-5　学習ニーズ　今の状態とできる状態とのギャップ

を「分析」の段階から見直す必要もあると思います）。

　研修や勉強会を計画する際，この ADDIE モデルを枠組みとして使うことで，ID の理念である「学習者が効果的に学習目標を達成する」という目標にあった計画を立てやすくなります。ADDIE モデルの概要を，**表 3-4** にまとめました。

　ADDIE モデルの A にあたる「分析」の段階では，これから教授しようとすることが本人や職場，社会にとってどんな意味があるのか（学習の必要性），どのくらいの時間やお金がかかるのかといった（現実性，実現可能性），そして学習者のレベルに合っているか（学習の準備性）などと，学習の必要性や意義を検討する段階です。研修や勉強会が「なんとなくうまくいかないな」と感じるとき，「分析」の不十分さが理由であることも多いといわれています。ここでは，学習の必要性と準備性について，少し説明したいと思います。

　学習の必要性（A さんは○○を学ぶことが必要）は，学習者の立場で考えると，学習ニーズ（私は○○を学ぶことが必要）ともいえます。学習ニーズとは，学習者が何を学びたいのか，何を学ぶ必要があるのかを示しており，学習者にとっては今の状態から研修や学習会をとおしてできるようになりたい，なる必要があることとのギャップ（ずれ）であり，教える側にとっては，今の状態とできる状態とのギャップのことです（**図 3-5**）。研修や勉強会などによる学習は，このギャップ

を埋めるために行うものだといえると思います。

◉ **学習ニーズの抽出方法**

　学習が効果的である，つまり患者ケアの改善につながり，役に立つものであるために，学習ニーズの特定は教える側にとって中心的な課題となります。看護基礎教育では，大学や専門学校の理念，ディプロマポリシー，看護師国家試験受験資格取得要件などにもとづきカリキュラムが構築されています。学習ニーズは原則としてカリキュラムにもとづき抽出されます。

　一方で，臨床での教育は，組織の教育年間計画のような構造的なカリキュラムがありますが，学習範囲の設定などが柔軟であり，自由度が高い状況です。また，部署での教育では，現在の看護上の問題や課題を改善するために勉強会を行うなど，教育を担当する人は，学習者が何を学んだらよいのかということを考え出さなければなりません。学ぶ内容が，課題改善につながるかどうかの鍵となるため，十分に吟味する価値があります。つまり，現場で課題となっていることを分析し，そのなかで学習で解決できることは何かを特定し，学習ニーズとして認識するのです。

　たとえば，整形外科が主要診療科である A 病棟で，認知症と診断された患者への理解とコミュニケーション方法が適切でないため，認知症症状が増悪し，患者の安全が保持しにくい状況があるとします。この場合，「スタッフナースが認知症症状をアセスメントする視点，認知症患者とのコミュニケーション方法，認知症患者の手術時のケア方法などの知識を身につけ，それを実際に実践できる」ということが学習ニーズになります。

　学習者のアセスメントは非常に大切ですので，次項で少し詳しくお話しします。

　学習者のアセスメントを示す A 以降の ADDIE モデルの DDIE の各段階については，以下の項でそれぞれ説明したいと思います。"設計"（Design）は，「学習者と共有できる目的と目標の設定」（ p165）で，"開発"（Develop）は「学習者が活性化する研修方法」（ p172）の「研修のスケジューリング」と「教材づくり」で，"実施"（Implement）は「学習者が活性化する研修方法」のなかでいくつかご紹介します。最後の"評価"（Evaluate）については，「研修の評価と改善」（ p183）で説明します。

2 学習者のアセスメント

　私たちが看護を行うとき，はじめに行うのが患者を理解するということです。観察した情報や患者とのコミュニケーションによって，今の課題や患者の人となりをとらえ，深くその人を知っていきます。このプロセスがあるからこそ，看護はその人に最適のものとなります。

　臨床で学習者を支援する際も同じことがいえます。学習者を知ろうとする努力が，その人に適した学習支援を創造します。

学習者をアセスメントすることの意義

　学習者をアセスメントする意義は，学習成果を最大にすることにあります。学習成果を最大にするためには，学習内容と方法が学習者に最適であることが重要です。

　看護の学習，特に臨床で行われる学習は，説明を聞いて知識を得た，知識を覚えたというだけでは，あまり意味をなしません。それらの知識を使って，患者の看護に好ましい変化が起こることが期待されます。患者に届くかたちで，学習したことが実践に転移されてこそ，臨床における教育が意義のあるものとなります。しかし，新たな知識を獲得するという学びから，これらを転移して患者に適時適切な看護を行うまでの学びには，長いプロセスが必要です。アンブローズは，熟達までのプロセスを以下のように紹介しています[2]。コンポーネントとは，1つのものを構成する成分や要素のことです。

① 基本的なコンポーネントスキルを習得する。

② コンポーネントスキル同士を連結する。

③ その技術がいつどのような状況で用いられるかを知り，提供する。

　採血について習得していったときのことを思い返してみましょう。シリンジと針の接続方法や穿刺する静脈の選定を学んだ直後の実践レベルから，患者の不安を最小限とするために説明し，安全に終了することができる実践レベルまでには，一定の時間や経験を要したはずです。このような学習プロセスを1つひとつ経験した人であれば，学習者の今の知識や実践の状況を知ることで相手の現在の状況に見合った学習内容を設定することができます。また，効果的な学習プロセスにするためには，学習者にあった方法を選択する必要があります。どれくらいの回数，時間，場や状況，方法でそのテーマの学習を行うかを決定するには，

今までの学習経験や身体精神的状況を把握することが大きな助けとなります。

　このように，学習者のアセスメントは，最適な学習内容と方法を設定すると学習成果を最大にすることにも役立ちますが，同時に学習者が学びやすい環境をつくることにもつながります。学習者には，生活との両立で時間がない人，身体的・精神的に疲れている人，学習自体に時間がかかったり苦手意識がある人など，個別性があります。さらに同じ1人のなかでも時期によって学習と関与することへの違いがみられます[3]。そのため，学習者の態度を問うだけでは，看護実践の質を高める学びを担保することができません。学習者が少し努力すると達成できるよい塩梅の学習目標と効果的な方法を支援者側が提示することで，システムとして主体性を引き出す教育ができます。

◉ 学習者のアセスメントを行う 3 つの視点

　"Nurse as Educator"[4]という書籍には，学習者をアセスメントする3つの視点が示されています。これは，患者教育を行う際に患者をアセスメントするために開発されました。その3つの視点とは，学習ニーズ，学習レディネス，学習スタイルです。

　学習ニーズとは，先述したとおり，学習したい，ならびに学習すべき内容です。教育の What の部分にあたります。学習レディネスは学習者の準備性であり，学習者がいつ学習を受け入れるかということを示します。教育の When にあたる部分です。学習スタイルは学習者が学ぶためのベストの方法であり，教育の How にあたる部分です。

◉ 3 観の考え方

　本邦での看護教員養成研修，ならびに実習指導者研修などでは，学生観，指導観，教材観(主題観)[5]の3観が学習者のアセスメントを行う視点として紹介されています。学生観とは，その学習テーマに関する学習者に関する記述とされます。本書における学習レディネスと同義といえます。教材観とは，何を教えるべきか，カリキュラムのなかの位置づけ，教材の価値などに関する記述とされます。これは学習ニーズやこれにもとづいて抽出される学習内容ととらえることができます。指導観とは，どう教えるか，その具体的な方法についての記述とされます。本書における教育方法や学習方法と類似した概念ととらえられ，これから紹介する学習スタイルはこれらの決定に関与するものです。

　看護基礎教育ではカリキュラムや指定規則などの看護教育の大きな枠組みがあり，内容は頻繁に変わるものではありません。一方で，臨床での教育を行う場合，継続教育のカリキュラムはより柔軟に設定され，そのときの臨床実践上の課

題を解決するような学習が求められるため流動性が高いという特徴があります。つまり，教育を提供する人は，学習者のアセスメントをより状況にあわせて迅速に行う必要があります。本書で示す学習者のアセスメントの視点はわかりやすく，課題ごとにアセスメントができる視点として有用です。

学習者の特徴を知る―学習レディネス

　学習レディネスを知ることで，学習ニーズやそれを分解した学習内容を，より効果的かつ現実的に学習者に届けるヒントが得られます。つまり学習者に最適な学習内容を洗練したり学習方法を工夫することができます。本節では，学習レディネスをアセスメントする視点や実際を紹介します。

◉ 学習レディネスとは

　学習レディネスとは，学習が効果的に行われるための内的な準備性をさします[6]。これは，実践の熟達のために必要な情報を学ぶことに，学習者が興味を示すタイミングを示唆するものといえます。

◉ 学習レディネスの 4 つの視点：PEEK

　学習レディネスをアセスメントするためのものとして 4 つの視点（PEEK）が提示されています[4]。その 4 つの視点とは，身体的準備性，精神的準備性，経験的準備性，知識的準備性です（表 3-5）。これに加えて，本書では，臨床での教育において欠かせない資源的な要因である資源的準備性も含めて定義や具体的項目を提示します（図 3-6）。

■① 身体的準備性：P＝physical readiness

　身体的準備性とは，その学習を可能にする身体的な能力や健康状態，器用さなど，身体的な準備性をさします。

　手術室での直接介助など技術が強調された実践の場合，器用さなどは重要なレディネスとなります。また，視力，聴力，体格も同様に技術の実施に関与する場合があります。健康状態は，学習への参加やモチベーションに関与するため，学習支援の時間や頻度，強度を決定する際に有用な情報です。

■② 精神的準備性：E＝emotional readiness

　精神的準備性とは，不安，モチベーション，性格などの精神面の準備性をさします。

　不安は学習にとって促進要因となる場合と阻害要因になる場合があります。「テスト不安」[7]という理論によると，ある程度の不安があることで学習が促進さ

表3-5　学習レディネスの4つの視点

P	身体的準備性	成長発達，身体の特徴(性別や障害なども)，健康状態，器用さ
E	精神的準備性	不安，緊張，モチベーション，リスクへの対処方法，成長発達
E	経験的準備性	過去の経験，文化的背景
K	知識的準備性	基盤となる知識，認知能力，学習障害，学習スタイル

Bastable SB: Nurse as Educator. 4th ed, p.125, Table4-2, Jones & Bartlett Learning, Burlington, 2014. Source from Lichtenthal C: A Self-Study Model on Readiness to Learn, August 1990 を参考に著者加筆.

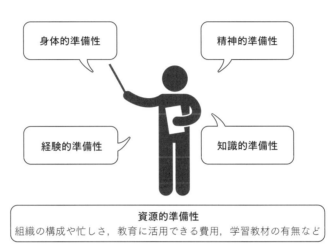

図3-6　学習レディネスのアセスメント

れる場合と，不安が強すぎるために学習が阻害される場合があります。学習に対するモチベーションは，学習支援の対象間でも違いがあり，また1人の看護師のなかでも学習する課題によってモチベーションは異なります。モチベーションがある状況で教育を行うことが効果的とされるため，新たな実践の導入など学習に高い壁がある課題の場合は，モチベーションが高い人へのアプローチを行うことも有用です。また，モチベーションが低い人へのアプローチは，第3部第1章(　p133)で述べたように，その課題への価値を高める工夫や，難易度の調整などが必要となります。能動的学習に関連する要因を探索した研究[3]では，性格の1つである活動性の高い人は，自ら学ぶ行動を多くとることが報告しています。On the Job Training(OJT)など実践現場でのサポートに有用な指標といえます。

■③ 経験的準備性：E＝experiential readiness

　経験的準備性とは，過去の対処行動，文化的な背景，自己統制感(locus of

control）などの，経験によって形成される準備性をさします。

　過去の対処行動とは，今までの物事に対して対処してきた特性を示します。た
とえば，新たな感染予防策の導入において学習会のリーダーとして活動し予防策
の実施率が向上する経験をした看護師は，今後同じような課題が起こった際，積
極的に学習を推進する対応を行うことが考えられます。文化的背景は，職場風土
なども含まれます。変化を好まない風土や学習に協力的でない風土は，学習を妨
げます。自己統制感とは結果に対して自分がどれくらいコントロールできるかと
いう感覚や信念です。結果が自分の能力や行動にあると考える内的統制型と，運
や周りの環境などにあると考える外的統制型があります。内的統制型のほうが，
主体的に学習に取り組む様子が報告[8]されています。自分が行動を起こせばきっ
とよい結果になると信じられる力が必要なわけです。

■④ 知識的準備性：K＝knowledge readiness

　知識的準備性とは，基盤となる知識，認知能力，学習障害の程度など知的準備
性をさします。

　既存知識，情報収集能力，認知能力（学習力）は，保有している知識の量と情報
収集力に関連します。患者の重症化や医療の発達に対応するために，知識の保有
と刷新は不可欠であり，学習の基盤となります。また，学習障害をもつ人たちへ
の合理的な配慮を行うことが求められます。多様な人材が働くことができるよ
う，情報共有の方法を工夫するなどの対策のために有用な情報です。

■資源的準備性

　①〜④ に加えて，資源的準備性とは，組織の構成や忙しさ，教育に活用でき
る費用，学習教材の有無など，臨床での教育を行う際の資源となる時間や費用や
物に関する準備性です。組織で学習支援を行う際には，重要なアセスメント視点
であるといえます。

　組織の人員構成，部署の忙しさ，学習に使える時間，講師などは，人的な資源
の活用方法に関与するためアセスメントが必要です。たとえば，新人看護師の割
合が 30％ である部署と，10％ である部署とでは，講師ができる人材，学習に参
加できる人数，部署の忙しさなどが異なるため，行える学習会の頻度，時間，柔
軟さが変わってきます。また，使用できる教材，場所など物的・環境的な要因に
よって，学習方法に影響を及ぼすことがあります。

学習者の好みを知る―学習スタイル

　人にはそれぞれ好む学習のしかたがあります。成人学習では，今までの学習経験によって学習スタイルが確立している人が多くいます。学習スタイルを尊重することで，学習支援の円滑化につなげることができます。

◉ 学習スタイルとは

　学習スタイルとは，学習の際に好んで用いられる認知的活動，学習活動の様式・方法といわれています[9]。臨床での教育においてOJTなどの対個人に対する学習支援では，相手の学習上の好みを配慮することは比較的行いやすいという特徴があります。一方で，多くの対象者に向けて行う場合は，1人ひとりの学習スタイルにあわせることは難しいことですが，全体的な学習上の好みに配慮することによって，学習の効果が向上します。

◉ さまざまな学習スタイルモデル

　学習スタイルでは，非常に数多くのモデルが発表されています。英国の学習スキル研究センター[10]は，71もの異なった学習スタイル理論・モデルが提唱されていると述べています。認知・人格スタイル，情報処理のスタイル，教授法の好みというさまざまな視点から理論構築されていますが，発展の余地が多い領域であるともいわれています。臨床での学習支援に対象者の学習スタイルをアセスメントすることは難しいことですが，個人により学習のしかたや認知のしかたに好みや違いがあることを念頭に置くことで，学習のしにくさがないか確認することに活用できます。

　学習スタイルモデルの1つとして，経験学習理論を基盤にコルブが開発した学習スタイルモデルを紹介します（図3-7）。コルブは伝統的な教授法に不満をもち，経験にもとづいた教授法を施行したのが，モデル開発のきっかけとなりました。

　このモデルは，横軸である「具体的実践」と「抽象的概念」，縦軸である「能動的実験」と「熟考的観察」で区切られた4つの特性にもとづき記述されています。「具体的実践」と「抽象的概念」は，具体的な実践を重んじるか，抽象化された概念を重んじるかという方向性，「能動的実験」と「熟考的観察」は，実際に試してみるか，よく考えながら観察するという方向性を示します。

　4つの領域は，学習スタイルとして解釈する際，収束型，発散型，同化型，適応型と名づけられています。

①収束型：問題解決，意思決定，アイデア実践に優れ，感情表現は少なく，対

人問題よりも技術的問題に取り組むことを好む。

② 発散型：想像力旺盛で，価値観や意義について考えることが多い。状況をさまざまな角度から見て，行動よりも観察により適応する。人とのかかわりを好み，感情を重視する。

③ 同化型：帰納的に考え理論モデルを構築する傾向にある。人より抽象的概念や理論に興味がある。

④ 適応型：計画を実行したり，新しいことに着手するのが好きである。環境に対する適応力が強く，直観的な試行錯誤によって問題を解決する場合が多い。

　筆者らは現在看護基礎教育にかかわっていますが，学生と実習に行くと，コルブの学習スタイルが示すようにさまざまなタイプの学生に出会います。たとえば，たくさんの準備学習を行い看護計画をしっかり立てている学生が，計画を実施するのに苦労したり，患者の反応によって計画通りにいかず思考停止になる場面があります。このモデルから読み解くと，これは「同化型」の特徴といえる反応であり，さまざまなエビデンスを吟味できるという強みと，実際に行ってみる，患者の反応をよく見て対応するという部分への課題を見て取ることができます。また，患者と良好にコミュニケーションをとり自然に患者への対応ができるものの，アセスメントの部分で知識を含めた深い理解に難しさを感じる学生がいたとします。この場合，「適応型」の特徴をもつ反応と位置づけられ，臨機応変に対応でき試行錯誤ができるという強みと，現象を抽象化して理解するという思考に課題があることを把握することができます。

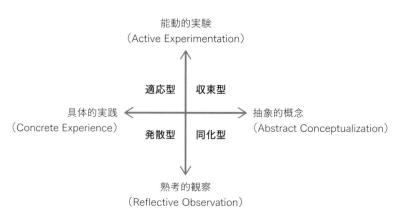

図 3-7　コルブの 4 つの学習スタイルモデル
青木久美子：学習スタイルの概念と理論―欧米の研究から学ぶ．p.203，メディア教育研究．2(1)，2005 より．

このように，学習者をアセスメントし教育の対象者の学習上の強みと弱みを具体的にとらえることで，支援においてフォーカスをあてる部分や具体的内容を明確化することに活用ができます。

3　学習者と共有できる目的と目標の設定

ゴール（目的・目標）の設定や，ゴールまでの道筋，そこに到達するための手段や評価方法を検討する「設計（design）」の段階が，ADDIE モデルでは 2 番目に配置されています。わかりやすく明確なゴールの設定は，教える側，学ぶ側の双方にとって大変重要です。教える側にとっては，教授内容を明確にし，途中でぶれないようにするための道しるべになりますし，評価の基準にもなります。そして，学ぶ側にとっては，学習を終えた後の自分がどうなるのか，またはどうなることが期待されているのかということを知ったうえで学習を進めることを可能にします（**図 3-8**）。このことは，学習者中心の教育を推進するうえでとても重要です。

たとえば，みなさんが**図 3-8** の学習者だったとします。そのとき「最終的に 6 段積み上げます」ということを知っていてから学ぶのと，最終的に何段積むのか知らず下から箱を積んでいくのと，どちらが学習しやすいでしょうか。おそらくはじめから「ゴールは 6 段」と知っているほうが，効率的で学習しやすいと感じると思います。もしゴールを知らされていないと，積み上げるなどとは思わず，一番下の箱を縦に置いてしまうかもしれませんし，「10 段積むかもしれない」と思って慎重になりすぎ，1 段積み上げるのに必要以上に長い時間をかけてしまうかもしれません。教える側と学ぶ側の双方が意味を理解し，共有できる目的・目標を設定することが必要です。

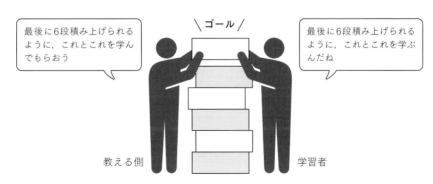

図 3-8　ゴールの共有

表 3-6　逆向き設計の 3 つのステージ

ステージ 1 めざす成果	めざす成果（到達目標）を特定する。	学習者は何を知ったり理解するべきなのか，学習者のゴール，研修のゴール（目的・目標）を考える。
ステージ 2 評価の根拠	望ましい結果が得られたことを評価するための根拠を決定する。	学習者がゴールを達成したかどうかは，何によって，どんな根拠で確認することができるかを考える。
ステージ 3 学習計画	学習経験，教育方法を計画する。	ゴールを達成するために，学習者にはどのような知識，技術が必要か。その能力を養うにはどんな演習がよいか，何を教えればよいか，何か道具や資源が必要か，などを考える。

Wiggins G, et al: Understanding by Design Expand. 2nd ed, pp. 18-21, Pearson Education, New Jersey, 2006 を参考に著者加筆.

◉ バックワードデザイン・逆向き設計（backward design）

　研修・勉強会の計画にあたり，ゴールの設定が必須であることがわかったところで，バックワードデザインという教育計画の手法について紹介したいと思います。日本語ではその意味のとおり，「逆向き設計」とよばれています。何が逆向きなのかというと「教える内容（中身）」と，「目標（ゴール）」を考える順序です。

　私たちは何か学んでほしいことがあるとき，つい先に「これを教えなければ」と教える内容を考え，最終的に学習者にこうなってほしいというゴールや，学習を評価する方法を考えることが後回しになりがちです。しかし逆向き設計では，先に学習のゴールや目指す成果（学習者にどうなってほしいのか）とその評価方法を考えてから，教える内容や方法，つまり学習計画を考えます（**表 3-6**）。目標が先に定まっているので，学習の途中で焦点がぶれることが少なく，学習者が何をどう学ぶべきかが明確になる方法であると考えられています。

　逆向き設計で作成した学習計画の具体的な例として，エモリーら[11]が作成した「健康な心臓のための食事」について学ぶコースの学習計画を紹介します（**表 3-7**）。

　表 3-7 では，コースのゴール，つまり目指すべき成果はステージ 1 の「学生が多様な集団の『健康な心臓のための食事』に適した栄養についての基本的な概念を理解できる」です。そしてその学習を評価する根拠に，ステージ 2 として評価の様相に沿って 6 つ掲げられています〔評価の様相については「ゴールがわかる目標の書き方」の項（　p169 参照）で説明します〕。ステージ 2 の 1 つひとつの項目をクリアすると，全体としてステージ 1 の目標が達成できるように構成されていることがわかります。そしてステージ 3 では，具体的に何をするかが書かれています。

表 3-7　逆向き設計で作成した学習計画の一例

ステージ	様相	コースの成果
ステージ 1 **望ましい講義，実習の成果**		学生が多様な集団の「健康な心臓のための食事」に適した栄養についての基本的な概念を理解できる。
ステージ 2 **講義実習の成果の根拠**	説明する	学生はクイズやテストで米国農務省が推奨する食品ピラミッドと「健康な心臓のための食事」に適した食品の根拠を解答する。
	適用する	学生が心臓病の患者への説明に使用する食事と心臓への影響についてのパンフレットを作成する。
	適用する 共感する	学生が患者の嗜好と文化的背景を踏まえた献立を考える。
	説明する 解釈する	学生が食事と栄養素やその他の側面に関わる医療用語について，心臓病の患者に対して行う指導をプレゼンテーションする。
	共感する	学生が患者の食事に関する質問に回答する。
	省察する	学生が「健康な心臓のための食事」ガイドラインを参考に，自分の食事を評価する。
ステージ 3 **学習計画**		コレステロールが心臓の血管に与える影響を，絵や動画を使って示す。 質問する：最近のあなたの食事は「健康な心臓のための食事ガイドライン」に沿っていますか。 グループで根拠のある健康な心臓のための 1 週間分の献立をつくる。 心臓病の患者のエコー画像を医療機関で見学できるようにする。 心臓カテーテル室での心臓病，動脈硬化などの処置の見学の機会をアレンジする。

Emory J: Understanding backward design to strengthen curricular models. Nurse Educator, 39 (3), 124, Table2, 2014 より著者訳.

◉ 真正の学習（authentic learning）

　また，ここで**表 3-7** の学習計画の内容を用いて真正の学習について少し説明をしたいと思います。authentic は「本物の」「正真正銘の」などという意味があり，authentic learning は「真正の学び」や「真正の学習」と訳されます。これは，教科の本質に即した学びのことで，学習者が学校や講義で学んだことを，実生活や社会の課題として認識したり，適用したりすることができるように計画された学習活動のことです。看護であれば臨床のリアルな実践にできるだけ近づけた学習をすることだといえます。

　たとえば割り算を学んでいるとします。教室で「20÷3」の答えは「6 あまり 2」が正解だと学びます。しかし実生活で割り算を活用する際，数や公式は同じでも「6 あまり 2」が正解とはいえないときがあります。「患者が 20 人，看護師が 3 人

表3-8　目的と目標

目的 （GIO，一般目標）	この講義や研修がめざすもの。 存在意義。何のためにこの講義や研修を行うのか。
目標 〔SBO，個別目標，行動（到達）目標〕	この講義や研修が終わったときに，学習者ができる（わかる）ようになることが期待される具体的な行動。

います。看護師1人あたりの受け持ち患者数は何人にすればよいですか」というような場合です。基本的な計算は先ほどと同じ20÷3ですが，患者が「あまり2」になってしまっては困ります。

　このような視点でみると，**表3-7**の教育計画は「看護学生として実生活や臨床で何ができるようになるとよいか」という視点に立って学習方法が工夫されていることがわかります。特に看護基礎教育は，学校で学ぶことと臨床で必要なことの間に乖離があるといわれていますし，病院の研修会や勉強会も，参加しても現場でうまく活用できないという声を耳にすることがあると思います。学習内容をリアルな状況や文脈で使うことができるように学習をデザインすることが，真正の学習の目的です。

目的と目標

　目的と目標，つまり学習のゴールは，学習者がこの学習を終えた後にどんな姿になっているかを端的に示す文章です。なお本書では目的・目標と表現していますが，GIO（general instructive objectives）・SBO（specific behavioral objectives）や一般目標・行動（到達）目標などと表現されることもあります（**表3-8**）。目標は少し大きく包括的な内容を記述しますが，目的は目標より具体的な内容を記述します。

● 意義がわかる目的の書き方

　学習者に研修の意義や，講義を受ける理由を伝えることができる目的を書くためのポイントを，ここでは2つお伝えしたいと思います。1つ目は「主語は学習者」で書く，2つ目は「包括的な動詞で書く」です。「主語は学習者」とは，学習するのはあくまで学習者であり，彼らが学習をしたあとにどうなるかを書くことが必要だからです。とはいえ，文章にするときにわざわざ「誰が（主語）」は書かないことが多いです。看護師は患者を対象に学習支援をしていることも多いので，知らないうちに主語が患者になっていることがあると感じています。不安があれ

表 3-9　目的・目標に使いやすい動詞

包括的な動詞の例 （目的）	修得する，身につける，理解する，創造する，位置づける，価値を認める，認識する　など
具体的な動詞の例 （目標）	〈知識〉列記（挙）する，述べる，推論する，記述する，説明する，分類する，比較する，対比する，類別する，弁（識）別する，関係づける，予測する，具体的に述べる，結論する，同（特）定する，公式化する，一般化する，指摘する，選択する，使用する，応用する，適用する　など 〈技能〉測定する，実施する，模倣する，熟練する，工夫する，触れる，行う，調べる，操作する，挿入する，準備する，手術する，視診する，聴診する，打診する　など 〈態度・習慣〉協調する，配慮する，参加する，コミュニケートする，討議する，尋ねる，示す，見せる，助ける，感じる，行う，相談する，寄与する，反応する，応える　など

医学教育学会（監修），日本医学教育学会 FD 小委員会（編）：医療プロフェッショナルワークショップガイド．p.38．篠原出版新社，2008 より引用一部改変．

ば，下記の例のように確認のために主語を（かっこ）に入れて書いてみるとよいと思います。

　例：「（新人看護師が）安全に採血をする技術を身につける」

　　　「（○○病院の看護師が）新しい退院支援体制の価値を認める」

　また，包括的な動詞を使うのは，目標はこの研修や講義の全体像を示すためです。たとえばこんな動詞を使うとよいという一例を**表 3-9**に示します。

◉ **ゴールがわかる目標の書き方**

　次に目標を書いてみます。ゴールがわかる目標の書き方は 4 つのポイントに分けてお伝えしたいと思います。はじめの 1 つは目的と同じで「主語は学習者」で書く，です。そして 2 つ目以降が目的とは異なります。「具体的な動詞で書く」「1 つの文章には 1 つの内容を書く」「知識・技能・態度（KSA）」に分けて書く，です。

■具体的な動詞で書く

　目標では「具体的に何ができるようになると目的が達成できるのか」をわかりやすく書きます。そのため，目的では包括的な動詞を使ったところ，具体的で観察可能な表現ができる動詞（**表 3-9**）を使って書きます。観察可能ということは，「誰か」が客観的に見てそれができたかどうかを判断できるということなので，達成できたかどうかを評価することにつながります。なお，ここでいう「誰か」とは，もちろん教育する側だけではなく，学習者自身を含みます。学習者自身が「この学習をしたあとに自分がどうなるのか」という目指すべきゴールを具体的に知っていることは，学ぶのは学習者自身である，という学習者中心の学習を実施

する基盤になります。そこで，目標は具体的な動詞を使い，学習者がわかるような表現で書く，ということが大切です。

■1つの文章に1つの内容を書く

2つ目のポイントは1つの文章に1つの内容を書くようにすることです。2つ以上の要素が混ざった目標を立てると，文章がわかりにくくなるのと同時に，何ができるようになればよいのかが曖昧になるからです。

たとえば，以下の例を見てください。

例：「採血に適した血管を選び，正しい角度で針を刺すことができる」

この目標には「適切な血管を選ぶ」と「正しい角度で針を刺すことができる」という2つの内容が含まれていることがわかると思います。このままだと，「正しい血管を選べても針を正しい角度で刺せない場合」や「針は正しい角度で刺せても正しい血管が選べていない」という場合に，目標が達成できているのかどうかがわからなくなってしまいます。

このような場合，以下の例のように目標を2つに分けて書くとわかりやすくなります。

例：「採血に適した血管を選ぶことができる」

　　「正しい角度で針を刺すことができる」

■知識・技能・態度(KSA)に分けて書く

表3-9の具体的な動詞の例が，〈知識〉〈技能〉〈態度・習慣〉の3つに分けて書かれていることに気がついた方もいると思います。これは学習の3領域といわれています。たとえば「安全に採血ができる」には，血管や神経の走行を〈知識〉として知っているだけでは不十分で，血管に上手に針を刺して血液を吸引できるという〈技能〉も必要になります。また，針を刺される相手の痛みや気持ちを想像する〈態度〉も身につけることも必要だと思います。わかりやすい目標を考えるとき，このように学習する内容を3つの視点に分けて考えるとよいといわれています。平たい言葉で表現すると「あたま」「からだ」「こころ」の3つです。表3-10をご覧ください。「あたま」や「知識」と表現される領域は，認知領域，「からだ」や「技能」は精神運動領域，「こころ」や「態度・習慣」の部分は情意領域ともよばれています。精神運動領域は，精神という単語が入るので一見すると「こころ」のことを示しているように思いがちですが，技能や技術のことです。また，英語ではKnowledge，Skill，Attitudeの頭文字をとってKSAと表現されることもあります（表3-10）。

すべての研修・勉強会でいつでも必ずKSAの3領域を学ばなければいけない

表 3-10　学習の 3 領域

知識（Knowledge）	あたま	認知領域（cognitive domain）
技能，技術（Skill）	からだ	精神運動領域（psychomotor domain）
態度，習慣（Attitude）	こころ	情意領域（affective domain）

という意味ではもちろんありません。ある日の研修会では採血にかかわる「知識」だけを学ぶこともありますし，ひたすら「技術」を学ぶときもあると思います。目標として挙がるたくさんのことを知識，技能，態度の 3 つに分けて書くとわかりやすいという意味です。

◉ つくった目標を確認する

　さて，ポイントをおさえてつくった目標が，本当にこれでよさそうかどうかを確認する RUMBA（**表 3-11**）と SMART（**表 3-12**）を最後に紹介したいと思います。ADDIE モデルを説明した部分で，このモデルはどのプロセスにあっても評価し，改善しながら進んでいくことを表していると述べました。「つくった目標を確認する」というこのステップは，評価し改善しながら進むということを示すとてもよい例です。

　はじめに RUMBA を説明します。はじめの R は Real の R で「現実的か」という意味です。それを学ぶことについて，組織や社会のニーズがあるかどうかをもう一度見直してみます。次の U は Understandable で「理解可能か」を示しています。これは学習者にとってわかりやすい言葉で書かれているかという意味です。目標が書いてあっても，相手が理解できないようでは意味がありません。M は Measurable，測定可能か，評価できるか，ということです。そして B の Behavioral は行動的を意味し，目標が行動で表されているかどうかです。さきほど「動詞を使って書く」とお伝えしましたが，動詞を使って書いていれば行動で表されているはずです。そして最後が A の Achievable で，達成可能な目標かどうかです。目標を達成するために研修をするのに，そもそも到達できないことがわかっているような目標では，本末転倒です。立てた目標を改めて見直し，目標が高すぎたり，もしくは低すぎたりしていないかなどを確認します。

　次に SMART（スマート）です。S は Specific です。自分がつくった目標を見直して，獲得する知識や技能が具体的に特定されているかを確認する大切さを意味しています。具体的かどうか，がポイントです。そして M は Measurable，評価可能な目標か，ということです。A は Achievable で到達可能なものかどうかです。R は Relevant で，学習者のニーズに合っているか，そして T は Time-

表3-11　目標を確認するRUMBA

R	real	現実的か
U	understandable	理解可能か
M	measurable	測定可能か
B	behavioral	行動的か（行動で表されているか）
A	achievable	達成可能か

医学教育学会（監修），日本医学教育学会FD小委員会（編）：医療プロフェッショナルワークショップガイド．p.36，篠原出版新社，2008より一部加筆．

表3-12　目標を確認するSMART

S	specific	獲得する知識や技能が具体的に特定されているか
M	measurable	目標の到達は評価できるものか
A	achievable	学習者が達成可能なものか
R	relevant*	学習者のニーズにあったものか
T	timely*	社会や時代のニーズにあったものか

*Rをrealistic（現実的）やresults-oriented（成果重視），Tをtime-bound（学習時間の考慮）などとする場合もある．
Doran GT: There's a S. M. A. R. T. way to write management's goals and objectives. Management Review, 70(11), 35-36, 1981より筆者訳．

lyで，社会や時代のニーズに合っているかという点を確認します。

　なお，RをRealistic（現実的）やResults-oriented（成果重視）としたり，TをTime-bound（学習時間の考慮）とする場合もあります。

　RUMBAもSMARTも類似した項目が並んでいますね。大事なことは共通していると思います。どちらの方法を使ってもかまいませんが，目標の設定は研修計画，学習計画の根幹となるので，つくった目標をこうした確認ツールで見直してみることが必要です。

4　学習者が活性化する研修方法

　学習の主役は教える側ではなく，学習者です。1970年代に生まれた筆者らが経験してきたのは，教える側の教員が教室の前に立ってたくさんの知識を伝え，それを学習する側の私たちはひたすら記憶するという学習方法でした。

　しかし現在，知識をひたすら記憶するだけならコンピューターに任せておけばよく，私たちには知識を使って問題を解決したり，新しい知識を生み出す力が求められています。つまり単に記憶するのではなく，学習者が自ら知識を探究する

ような学習方法を考えることが必要だということです。そこで教える側が知識を伝えるだけでなく，学習者自身が自ら主体的に学ぶことを支援する学習方法が，アクティブラーニングという言葉で表現されています。アクティブは，主体的，能動的という意味です。

　アクティブラーニングや主体的な学習への重要性への関心の高まりは，もちろん看護の世界だけのものではなく，日本中，世界中の教育全体の流れです。文部科学省の中央教育審議会では，アクティブラーニングとは，教員による一方向的な講義形式の教育とは異なり，学習者の能動的，つまり主体的な学習への参加を取り入れた教授・学習法の総称であるといわれています[12]。具体的な方法としては，発見学習，問題解決学習，体験学習，調査学習などが該当し，さらに教室で学生同士で話し合うグループディスカッション，何かテーマを決めて肯定チーム，否定チームに分かれて議論するディベート，グループワークなども含まれます。

　すでにご存知の方法もあるかもしれませんが，いずれにしても，学習者はただ講師の話を聞いていればよいのではなく，自ら答えを探したり，話し合ったり，考えたりするかたちの学習方法です。教育者と学習者，学習者同士の交流があるこのような学習方法のうち，研修や勉強会で活用しやすいいくつかの方法を紹介します。本書で紹介する他にもたくさんの方法があり，インターネットで「アクティブラーニング×手法」などと検索すると，多くのヒントが得られます。

数人でできる方法

● 質問を投げかける

　これにはほとんど説明はいらないと思います。教育者から学習者になにか質問や疑問を投げかけ，返答してもらうというやり取りをします。

● シンクペアシェア（think pair share）

　質問を投げかけても学習者があまり積極的に考えたり，回答しなかったり，ということもあると思います。そのようなときに活用できるのが，シンクペアシェアという方法です。

　シンクペアシェアも質問と同じく，教育者が質問を投げかけることから始まります。次に学習者にまず個人で自分の考えを整理する時間を提供し（think の段階），その後誰かとペアを組んでお互いの考えを話し合います（pair share の段階）。1人で考える，ペアで話し合いをするという段階を経ることで，一度に全

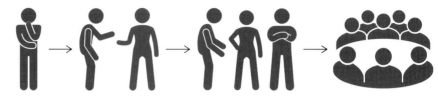

シンク
1人で考える
（1〜2分）

ペアシェア
お互いが考えたことを
伝える（数分）

グループや全体で考えを話し合う

図3-9　シンクペアシェア

体に質問を投げかけるよりも学習者の積極的な参加を促すことができます。さらにこの段階で終わらず，周囲のグループや学習者全員でのディスカッションへとつなげていくことができます（**図3-9**）。

◉ **クイックライト（quick write）〔レスポンスペーパー（小テスト）〕**

クイックライト（手早く書く），レスポンスペーパー（返答用紙）という表現は少しわかりにくいかもしれませんが，「（小）テスト」というと必要以上に構えてしまうことがあるので，このような表現をしています。学習内容について学習者が5分程度で回答できるような質問（問題）を出し，回答用紙に書いてもらいます。事前課題があった場合は，その内容をどのくらい学習できているかを確認したり，事前課題の内容を思い出したりするために使うこともできます。またこれから学ぶ内容を想起するきっかけとして使うこともできます。クイックライトの回答用紙を提出してもらって出席確認の代わりに使うこともできます。

◉ **ターン＆トーク（turn and talk）（おとなりディスカッション）**

ターン＆トークは，横を向いて（ターンして）話をするという意味です。おとなりディスカッションといわれることもあります。教育者が提示した質問について，学習者はとなりの席の人と向かい合って話をします。これは，学生が自分のアイデアを他の人と共有し，多様な考え方を知ることに役立ちます。学習者が自分の考えを他の人と共有するという点で，シンクペアシェアと似ていますが，この方法はお互いの考えをきちんと伝え合うというところに特徴があります。そこで，まずはAさんが数分間相手に話をし，その後Bさんが話をする時間をとることができるように時間を調整します（**図3-10**）。

◉ **投票**

「○から○のなかで正しいものはどれかわかりますか」など，いくつか選択肢のある質問（問題）を提示して，学生に回答してもらう方法です。その場で手を挙げてもらうのが一番手早い方法です。全員目をつぶって回答してもらったり，ク

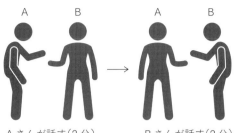

A さんが話す（2分）　　　　B さんが話す（2分）

図 3-10　ターン＆トーク

リッカーや投票アプリ^{＊1}などを使えば匿名で投票することもできます。匿名の
よいところは，学習者が正解でないことを恐れて回答しにくくならず，その時点
での考えを素直に回答してもらえることです。

グループで学び合う方法

◉ ジグゾー（Jigsaws）

　まずあるテーマについてグループで話し合ったら，そのグループをいったん解
いて別の人たちとグループをつくり，そこで元のグループで話し合ったことを
シェアするというグループワークの方法です。はじめのグループを「専門家グ
ループ」とよびます。「専門家グループ」で決められたテーマについて学習し，それ
を他者に正確に伝えられるように検討します。その後「専門家グループ」は解散
し，別の専門家グループから集まったメンバーで新しい「ジグゾー」グループをつ
くります。そして，ジグゾーグループの中で，それぞれが専門家グループで話し
合ったことを伝え合います（**図 3-11**）[13]。

　専門家グループでの話し合いにきちんと参加していないと，次のジグゾーグ
ループの際に発表できなくなってしまうので，参加者全員の積極的な参加が得ら
れやすい方法です。また，話し合った内容を相手にわかりやすく伝える練習にも
なります。

◉ フィッシュボウル（fishbowl）

　はじめに数人で小さな輪をつくり（3〜5 人くらい），残りのメンバーはその周

＊1　クリッカーとは，リモコンのように数字が書かれた端末のボタンを押すと，回答結果がすぐにパ
　　ソコンなどの画面に表示されるというシステムです。最近では，Clica（http://clica.jp/LP/index.
　　html）や TAGVOTE（http://tagvote.grinspace.jp/）といった無料投票アプリも開発されています。
　　学習者がスマートフォンをもっていれば活用できます。

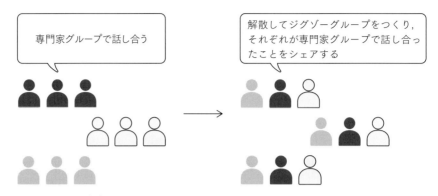

図 3-11　ジグゾーの例
エリザベス＝バークレイ，他（著），安永　悟（監訳）：協同学習の技法　大学教育の手引き．
pp.128-129，ナカニシヤ出版，2009 を参考に筆者作成．

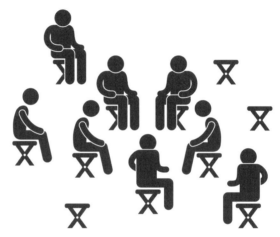

図 3-12　フィッシュボウルの様子
エリザベス＝バークレイ，他（著），安永　悟（監訳）：協同学習
の技法　大学教育の手引き．pp.119-120，ナカニシヤ出版，
2009 を参考に筆者作成．

りに大きな輪をつくって座ります．内側のメンバーが話し合いをし，外側のメン
バーはそれを見守りつつ，何がどのように話し合われているかを考えます．その
後，内側・外側合わせて全員で話し合い，内側の話し合いの内容で重要だった点
や気になった点などについて検討します[13]．それぞれがもつ多様な知識や考え
方，気持ちを知り，学ぶことができる方法です（**図 3-12**）．

● ロールプレイ

　看護の分野でもよく使われている方法で，体験したことがある人も多いのでは
ないでしょうか．演じる人は，普段の自分ではありえない，異なる人物を実演す
ることをとおして，創造した人物や場面を感じ，考えるという体験ができます．

表 3-13　ガニエの 9 教授事象

導入	① 学習者の注意を喚起する
	② 学習目標を知らせる
	③ 前提条件を確認する
展開	④ 新しい事項を提示する
	⑤ 学習の指針を与える
	⑥ 練習の機会を設ける
	⑦ フィードバックをする
まとめ	⑧ 学習の成果を評価する
	⑨ 学習の保持と転移を促す

ガニエ RM, 他（著）, 鈴木克明, 他（監訳）：インス
トラクショナルデザインの原理. p.221, 北大路書
房, 2007 を参考に筆者作成.

実施の際は, 演技をしないメンバーの役割も検討します。たとえば, ロールプレ
イの途中で与えられた役割（ロール）からかけ離れてしまった際に調整する役割
や, 演じている人の行動を解釈しコメントをする観察者の役割などです[13]。

研修のスケジューリング

　誰かに何かを伝えようとするときは「起承転結」が大事です。「起」は背景や前
提, 「承」は本題である「転」への導入部分で, 「結」がまとめです。この流れを意識
して文章を書いたり, 話をしたりすることで, 簡潔で相手に伝わりやすくなりま
す。この起承転結は 4 段階ですが, 授業や研修の流れについては「導入」「展開」
「まとめ」という 3 段階で考えることが多いです（この場合「導入」は起承転結の
「起」と「承」を合わせた部分にあたると思います）。それぞれの段階で何をすれば
よいのか, 教育心理学者のガニエ（Robert M. Gagné）が示した 9 教授事象[1]で確
認してみます（表 3-13）。

◉ 導入

　導入は, 「① 学習者の注意を喚起する」「② 学習目標を知らせる」「③ 前提条
件を確認する」段階です。研修や勉強会はまずは学習者の注意を集めるところか
ら始まります。あいさつや, はじめて会う相手の場合は自己紹介をすることも多
いと思います。学習者がみなさんに注目したら, 次にこれからの時間で何を学ぶ
のか, 何ができるようになるのかという学習目標, つまり学習のゴールを伝えま
す。ゴールを伝えておくことの重要性は, 本章の学習者と共有できる目的と目標
の設定（　p165 参照）で説明しました。そして, 前提条件の確認というのは, た

とえば前の研修から少し時間が経ってしまっているような場合「先日学んだ○○と△△を覚えていますか」など，これからの学習に必要な土台となる知識を思い出したり確認したりしてもらうことです。

◉ 展開

展開の段階では，いよいよ学習者がここで学ぶ新しい内容を提示します。新しいことを学んでもらうには，導入の段階で確認したすでに知っていたこととの違いや関連性を際立たせることが効果的[14]です。

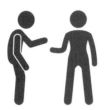

> 今日学ぶ○○の方法ですが，ここまではすでにできている○○と同じです（似ています）。しかし，○○の部分で異なっているのと，○○の部分で配慮が必要だというところが，新しいところです。

また，単に覚えるのではなく，なぜそうなるのか，どのような場面で使えるのかを伝えます。脳のなかに蓄積される記憶は，事柄と意味が結びついたネットワークのかたちをもっており，その網の目のつながりを多くするほど長く記憶できるというモデルにもとづいています[14]。

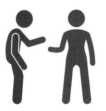

> 新しい方法だと，○○の影響を受けにくいので，○○の状態が悪い方や，○○に気をつける必要がある患者さんの場合に選択できます。

次に，新しく学んだ知識や技術を使ってみる機会を提供します。知識であればたとえば前の章で学んだ学習が活性化する研修方法を使って，理解しているかどうかを答えてもらったり，学習者同士で学んだことを伝え合ったり，という方法が使えます。技術であれば，実際に実物を見て，触って，やってみる，という機会を提供します。知識や技術の定着を図るという意味でとても大切なプロセスですし，そうすることで学習者自身も自分の理解や，技術習得の程度を確認できます。その際，学習者の発言内容や技術に対して，教育者が適切なコメントをすることも大切です。ガニエのいう「⑦ フィードバックをする」です。「それが正解です」や「もう少しこうしたほうがよい」といったコメントを効果的にすることができると，確実な知識や技術の習得に向かった学習につながります。

表 3-14　タイムスケジュール案

段階	時間	テーマ	学習内容（方法・時間）	物品・教材など
導入 15分	10:00～10:05 10:05～10:15		自己紹介 新人看護師だったときの経験について （ターン＆トーク5分＋α）	ピンマイク 配布（プレゼンテーション資料，クイックライト用の紙）
展開 60分	10:15～10:30 10:35～10:45 10:45～11:15	大人の学習 学習者を知る 学習者中心の学習，モチベーション…	講義 新人看護師はどんな存在だと思うか （クイックライト5分→シンクペアシェア5分）＋5分くらい？ 講義（25分＋5分くらい） ‥‥ ‥‥	スライド〇～〇 スライド〇～〇
まとめ 15分	11:15～11:25 11:25～11:30		質問 ミニクイズ（3問）	スライド〇 クリッカーアプリ

● まとめ

　ガニエが，「⑧ 学習の成果を評価」し「⑨ 学習の保持と転移を促す」としている段階です。この研修の目的・目標，ゴールが達成できたのかを確認するのが，成果の評価です。質問を投げかけたり，小テストをしてみたり，学んだことを書いてもらったりすることで，学習の成果を長持ちさせる（保持）ことができます[14]。さらに，転移とは今学んだことが，他の状況や分野でも応用できるようにすることです。たとえば，意思決定支援に関する研修会で，意思表示が明確にできる患者の事例を使って学んだとしたら，「意思表示ができない人の場合はどうするか，宿題として考えてみてください」などと促します。

タイムスケジュールをつくる

　3つの大きな段階がわかったところで，具体的なタイムスケジュールをつくります。導入，展開，まとめの3段階よりもう少し細かく，何をするかを書き込んでおきます（**表 3-14**）。ここでは4つのポイントをお伝えします。「余白時間を確保する」「90/20/8の法則を意識する」「学習者にスケジュールを伝える」，そして「時間通りに終わる」です。

◉ 余白時間を確保する

特にはじめて行う研修などの場合は，予期しないできごとが起こってもあわてずに済む余白の時間を確保しておくことをお勧めします。マイクの調子が悪い，使おうと思っていた動画が映らない……というようなときでも，あわてずにすみます。

◉ 90/20/8 の法則を意識する

私たちの集中力や記憶が保持できる時間を考えると「90分以上連続して研修を続けない」「少なくとも20分ごとにペースを変える」「8分ごとに参加者を研修に参画させる」ことを推奨するというアイデアです[15]。20分ごとに内容や方法を変えて，8分ごとに学習者に参加してもらうとなると，かなり忙しい状態です。必ずこうしなければならないというものではありませんが，少し意識してスケジュールを考えることで，学習者を中心した参加型の研修の実施につながります。

◉ 学習者にスケジュールを伝える

特に数時間以上続くような研修会の際には，何時ごろにどんな学習をするのか，休憩時間はいつなのか，ということを伝えておくと学習者の安心につながります。

◉ 時間通りに終わる

終了予定時刻の5分前になっても終わる気配のない研修会で，参加者がそわそわし始めたり，帰り支度をし始めたりする様子を見かけたことはありませんか。こうなると講師が話す内容がいくら充実していても，参加者の頭には残りにくくなってしまいます。

教材づくり

さていよいよ教材を準備します。研修会や勉強会を行う際に，最近多用されているのは，PowerPoint などのプレゼンテーションソフトでつくったスライドだと思います。ここでは，見やすいスライドのつくり方のポイントと，アクティブな研修・勉強会を支援する道具などについて紹介します。

◉ 見やすいスライドのつくり方

■ スライドのデザイン

研修の内容にあったデザインを選ぶことが前提です。気をつけたいのは，ソフトにはたくさんの素敵なデザインのテンプレート(ひな形)が用意されているの

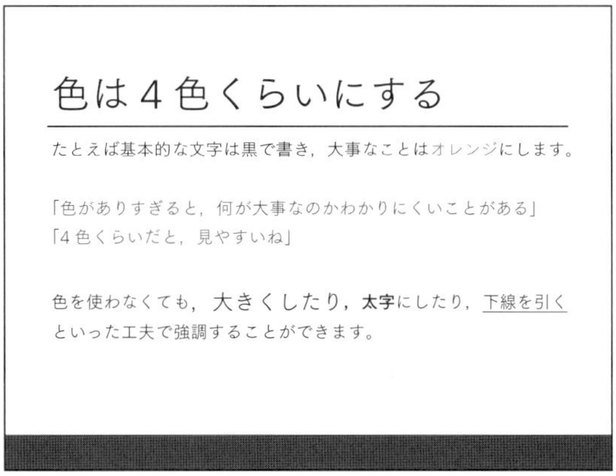

色は４色くらいにする

たとえば基本的な文字は黒で書き，大事なことはオレンジにします。

「色がありすぎると，何が大事なのかわかりにくいことがある」
「４色くらいだと，見やすいね」

色を使わなくても，大きくしたり，**太字**にしたり，<u>下線を引く</u>
といった工夫で強調することができます。

図3-13　スライドの色と色覚多様性への配慮

で，ついデザインに惹かれて選択してしまうことです。大切なのは研修の中身なので，発表内容の邪魔にならないものを選択するとよいと思います。また，背景に地模様が入っていたり，色がついているものを使うときは，特に白黒で印刷したときにどのようになるかを確認してから使用すると安心です。カラーでは見やすくても，白黒にしたときに文字が読みにくくなってしまうことがあるからです。

■色と色覚多様性への配慮

　好みもありますが，文字の色と背景の色を合わせて3~4色くらいにするとよいといわれています。1枚ごとに4色ではなく，一連のスライドで4色です。そのとき，色ごとに意味を決めておくと，聞き手にとってわかりやすくなると思います。たとえば「黒は基本的な文字」「オレンジは大事なこと」「青は誰かの意見」などといった感じです。なお，色がなくても，文字自体を大きくする，太字にする，下線を引く，といった方法で強調したいところを目立たせることができます（図3-13）。

　また，色覚多様性への配慮も必要です。色の見え方は人によって幅があるものの，①赤色と緑色は見分けづらいので，青色やオレンジ色を使う，②色に頼らない，色数を増やさない，③コントラストを強くしすぎない，の3点を意識するとよいといわれています[16]。

　色覚多様性についてもっと詳しく知りたい人は，「伝わるデザイン　研究発表のユニバーサルデザイン」（https://tsutawarudesign.com/universal1.html）のサイトや，東京都がつくった「カラーユニバーサルデザインガイドライン」（https://www.fukushihoken.metro.tokyo.lg.jp/kiban/machizukuri/kanren/

color.files/colorudguideline.pdf）などが，参考になります。また，さまざまな色覚特性をもつ人の色の見え方を体験できる「色のシミュレーター」という無料アプリもあります。このアプリをインストールしたスマートフォンのカメラで自分のつくったスライドの見え方を確認することができます。

■文字の大きさとフォント

スクリーンなどに投影するのか，手元に資料として配布するのかによっても異なりますが，文字の大きさは 20 ポイント以上，フォントはゴシック系がよいといわれています。ゴシック系が好まれるのは，太さが一定で遠くからでも見やすいという理由からです（逆に長い文章を書くときは，ゴシック系の文字だと目が疲れるため，明朝系が好まれます）。日本語の場合，Windows ならメイリオまたは游ゴシック，Mac ならヒラギノ角ゴシックがよいといわれています[17]。また，1 枚のスライドに文字を詰め込みすぎると，見づらくなります。たくさん書きたいことがあるときは，複数枚に分けるといった工夫ができます。

■スライド番号を入れる

質問を受けつけるときなどに，スライドに番号を入れておくと便利です。PowerPoint などのプレゼンテーションソフトに，自動的に番号を挿入する機能があるので活用してください。

◉ アクティブな研修・勉強会を支援する道具

すべての道具を入手できるわけではないですが，限りある環境のなかでさまざまな工夫をしながら楽しく学べる環境をつくることができるとよいと思います。

■ホワイトボード

ホワイトボードは汎用性が高く，とても便利な道具です。大きいサイズのものがあれば，全員で見ることもできますし，小さくても可動性の高いものであれば，グループワークごとに配置して話し合いの内容を書き込むことができます。最近では紙のように薄く，静電気で壁に貼りつけて使うことができるシート状のものも販売されています。

■模造紙，付箋

ホワイトボードがなくても，模造紙があればグループワークでの話し合いの内容を，好きなように書き込むことができます。また，模造紙の半分くらいの大きさで机に立てて使えるうえ，書き終わったら付箋のようにはがして壁などに貼ることもできる製品も販売されています。付箋は近年グループワークに欠かせない存在になってきました。色や形もさまざまあるので，目的に応じて準備しておくと楽しいと思います。

■タイマー・ストップウォッチとベル

　タイマーやストップウォッチは，講師側の時間管理にも役立ちますし，グループワーク中などに学習者側に向けておけば，残り時間を学習者自身に知らせることができます。タイマーや時計の画面をパソコンで写し，プロジェクターにつないで投影すると，大画面で見ることもできます。ベルがあると，話し合いで盛り上がって声が届きにくいときに便利です。

■リモコン式のポインター

　PowerPointなどのスライドを使うとき，リモコン式のポインターがあると便利です。講師がコンピューターのそばにいなくてもスライドを操作することができるからです。

■えんたくん

　えんたくん(有限会社三ケ日紙工)は，大きな円形の段ボールを，椅子に座った参加者自らが支えて机として使います。グループワークを活性化するのに役立ちます。また，グループワーク用の机がない場合などに活用できます。皆で協力しないと机(円形の段ボール)が安定しないので，参加者同士のコミュニケーションが活発になり，楽しいです。

■投げられるマイク

　Catchbox®(キャッチボックス，株式会社ムロオシステムズ)という製品で，大きなサイコロのような形をしたマイクです。周りがソフトな素材で囲われているので，投げ合うことができます。講義中，誰かに発言してもらいたいときなどに，マイクを回す代わりに投げます。とても盛り上がります。

研修の評価と改善

　いよいよ最後の段階です。研修の評価には大きく分けて2つの側面があります。1つは「学習者の評価」，もう1つは「研修そのものの評価」です。「学習者の評価」とは，学習者が学習目的・目標を達成できたかどうか，ということです。「採血ができるようになる」が目標なら，本当にできるようになったのかどうかを確認します。「研修そのものの評価」は，この研修はこれでよかったのかを評価するので，企画した教育者に対する評価ともいえます。

◉ 学習者の評価

■学習者にとっての評価

　この章では，「研修が終わった後の評価」のことを中心に述べていきますが，実

表 3-15　診断的・形成的・総括的評価の目的と意義

	目的と実施することの意義
診断的評価	学習を行う前の学習者の能力，レディネスを確認する。より対象者に合った研修内容や方法を考えることができる。
形成的評価	学習途中の進捗状況を確認する。支援が必要な人がいれば把握できるので，学習目標達成に向けた適切な対応ができる。
総括的評価	学習目標が最終的に達成できたか確認する。

は評価が行われるのは，研修終了後だけではありません。評価はそれが行われる時期によって3つの目的をもっています。学習を始める前に行われる「診断的評価」，学習の過程で行われる「形成的評価」，そして学習が終わったときに行われる「総括的評価」です(**表3-15**)。

　最終目標の達成のためには，適切な時期に形成的評価が行われることがとても重要です。そうすることで，途中で追加の支援が必要な人を見つけたり，研修方法の変更の必要性に気づいたりすることができるからです。これは，1人でも多くの学習者が目標達成に近づくことにつながります。

■学習目標を評価する方法

　次に学習目標の達成を評価する方法を考えます。知識・技能・態度(KSA)のうちのどの側面を確認するかに応じた方法を選択します(**表3-16**)。

　たとえば，先ほどの「採血ができるようになる」を評価するために，みなさんだったらどの方法を選択しますか。筆記試験や手順や留意点を書いてもらうレポートでは，正しい針の刺入角度や，望ましい態度について確認できます。しかし，本当に正しい角度で針が刺せるかを確認したければ，実技試験やシミュレーションを実施する必要があります。

　そしてこのとき，評価にかかるコストについて考えることもとても大切です。コストには，評価にかかる人員や，時間，経済的負担が含まれます。最もよいと思われる方法が，1人15分かかる実技試験だろうと考えても，実施に伴う人員や時間，必要物品の購入などにかかる費用の負担があまりに大きい場合，別の評価方法を考えたり，評価項目を焦点化して，より短時間で終わるような実技試験の内容に変更するなどの工夫をします。

　筆者(奥)が評価者になるとき，いつも思い出すのは「評価者には，学習者の学習成果を引き出すことができるような評価方法を考え，実施する責任がある」という，学習評価の専門家であった恩師，柳井晴夫の言葉です。学習者を過度に緊張させたり，混乱させるような方法ではなく，努力して学んだ成果を存分に発揮

表 3-16　学習の 3 領域と評価方法の一例

評価方法	知識	技能	態度
筆記試験，口頭試験	○		○
リフレクティブジャーナル（省察記録）や，ケーススタディ	○		○
レポート，論文	○		○
コンセプトマップ（関連図），ポスター	○		○
クラスへの参加（クラス中の発言など） （「技術」はクラス中にデモンストレーションの機会があれば確認できるので△）	○	△	○
プレゼンテーション（個人，グループ） （「技術」はできるかどうかをプレゼンテーションするのなら確認できるので△）	○	△	○
ポートフォリオ （「技術」はポートフォリオに録画データを含めるなら確認できるので△）	○	△	○
実技試験，シミュレーション，ロールプレイ	○	○	○

Dennison RD, et al: Evaluation beyond Exams in Nursing Education. Table 3.1, Springer, NY, 2014 より引用改変.

表 3-17　研修の評価の 5 つのタイプ

1	教材の評価	使用した資料や教材によって，学習者が効果的かつ効率的に学習目標を達成できたか。
2	ISD プロセス*の品質の審査	ISD プロセスは十分な方法で遂行されたか。また，プロセスを改善する方法はあるか。
3	研修に対する学習者反応の評価	学習者は研修およびその実施環境が魅力的かつ効果的であると感じていたか。
4	学習者の学習目標に対する成績の測定	学習者は，学習目標を十分に達成しているか。
5	研修がもたらす結末の予測	学習者は知識とスキルを適切な環境に適用し，その組織における目標の達成に貢献するか。

＊ISD：Instructional System Design，教育システム設計
ガニエ RM，他（著），鈴木克明，他（監訳）：インストラクショナルデザインの原理．p.398，北大路書房，2007 より引用一部改変.

できるような内容，方法の評価を検討します。

◉ 研修の評価

　続いて，研修そのものの評価をします。研修そのものの評価を構成する要素の1つは，もちろん学習者の学習目標の達成度です。研修後の試験の結果，思ったように合格者が出なかったというようなとき，その責任は教える側にもあります。研修の内容が適切だったのか，評価の方法は適切だったのかなどを振り返り，改善につなげます。もちろんよい成果が得られたときも，何がよかったのかを考え，次回以降も続けられるようにします。

その他にも，使った資料や教材がわかりやすかったかどうか，学習者の満足度や研修中の様子，そして，参加者が研修後にどのような実践をして組織に貢献できたかといったことも，研修の評価の重要なポイントです。採血の研修をしたら，採血の技術が上がり，患者に与える苦痛が減るとか，臨床判断能力を高めるシミュレーション研修をしたら，患者の変化にいち早く気づき，適切な対応ができるようになったとか，そのようなことです（**表 3-17**）。このポイントを確認することは，実はとても重要です。多くの看護師を対象にした研修の真の目的は，看護師の資質の向上ではなく，その先にいる患者や利用者が受けるサービスの質の向上だからです。

引用文献

1) ガニエ RM, 他(著), 鈴木克明, 他(監訳)：インストラクショナルデザインの原理. p3, 北大路書房, 2007.
2) スーザン A. アンブローズ(著), 栗田佳代子(訳)：大学における学びの場づくり. 玉川大学出版部, 2014.
3) 三浦友理子：看護師の自己調整学習方略尺度の開発―構造方程式モデルによる妥当性と信頼性の検討. 聖路加国際大学博士論文, 2012.
4) Bastable SB: Nurse as Educator, 4th ed. Jones & Bartlett Learning, Burlington, 2014.
5) 池西静江, 他：学習指導案ガイダンス―看護教育を深める授業づくりの基本伝授. 医学書院, 2019.
6) 松谷美和子：看護の教育的機能. 小山眞理子(編)：看護学基礎テキスト第 4 巻, 看護の機能と方法. 日本看護協会出版会, 2012.
7) 鹿毛雅治：学習意欲の理論―動機づけの教育心理学. 金子書房, 2013.
8) 櫻井茂男：自ら学ぶ意欲の心理学. 有斐閣, 2009.
9) 辰野千壽：学習方略の心理学―賢い学習者の育て方. 図書文化, 1997.
10) Coffield F, et al: Learning Style and Pedagogy in Post-16 Learning: A Systematic and Critical Review. Learning Skills Research Centre, London, 2004.
11) Emory J: Understanding backward design to strengthen curricular models. Nurse Educator, 39(3), 122-125, 2014.
12) 中央教育審議会：新たな未来を築くための大学教育の質的転換に向けて. 2012.
http://www.mext.go.jp/component/b_menu/shingi/toushin/__icsFiles/afieldfile/2012/10/04/1325048_1.pdf
13) エリザベス＝バークレイ, 他(著), 安永 悟(監訳)：協同学習の技法　大学教育の手引き. ナカニシヤ出版, 2009.
14) 稲垣 忠, 他(編著)：教師のためのインストラクショナルデザイン　授業設計マニュアル. p68, 北大路書房, 2011.
15) ロバート・パイク(著), 中村文子(監訳), 藤原るみ(訳)：クリエイティブ・トレーニング・テクニック・ハンドブック, 第 3 版. 日本能率協会マネジメントセンター, 2008.
16) オフィス伝わる：伝わるデザイン　研究発表のユニバーサルデザイン[配色のバリアフリー].
https://tsutawarudesign.com/universal1.html
17) オフィス伝わる：伝わるデザイン　研究発表のユニバーサルデザイン[おすすめフォント].
https://tsutawarudesign.com/yomiyasuku3.html

索引

欧文索引

数字

3観　159
90/20/8 の法則　180

A・C

ADDIE モデル　154
　── の構成要素とその概要　165
CNE（clinical nurse educator）　8
CNS（clinical nurse specialist）　38
Cue　**100**, 107, 111

D〜L

Double-pragmatic program　106
EQT（EHTAN Questionnaire Tool）
　　　　　130
HFS（High Fidelity Simulation）
　　　　　96, 105
INACSL（International Nursing
　Association for Clinical Simula-
　tion and Learning）　55
LCJR®（Lasater Clinical Judgment
　Rubric）　**68**, 107

N

NCSBN（The National Council of
　State Boards of Nursing）　110
NCSBN-CJM（The National Council
　of State Boards of Nursing-
　Clinical Judgement Model）　110

O

off-JT（off the job training）　5
OJT（on the job training）
　　　　　5, 77, 161
OPT（Outcome-Present State Test）
　モデル　106, 108

P〜S

PCC（People-Centered Care）　127
RUMBA　171
SMART　171

和文索引

あ行

アクティブラーニング　173
足場掛け　44, 144
後知恵バイアス　97
アンドラゴジー　116

意識変容の学習, メジロー　121
インストラクショナルデザイン　154
インテュイティヴ-ヒューマニスト モデ
　ル　107

か行

解釈する　105
概念化　126
概念分析　98
外発的動機づけ　119, **138**
学習者
　── のアセスメント　158
　── の「うつし鏡」　126
学習者中心　**2**, 118, 165
学習スタイル　163
学習ニーズ　156
学習の3領域　171
学習レディネス　159
　── の4つの視点　160
ガニエの9教授事象　177
看護以外の経験をもつ看護師　13
看護過程　27, 60, 94
看護基礎教育制度　17
看護師
　── の思考発達モデル　109, 110
　── のように考える　**11**, 37, 82
看護師基礎教育の変遷　18
患者中心の医療　3
患者を知る　**28**, 33, 89

期待×価値理論　135
気づきラウンド　**52**, 77
気づくを支援する　50
逆向き設計　166
共通言語　68, 107

クイックライト　174
クリニカルナースエデュケーター　8

経験学習モデル, コルブ
　　　　　57, **123**, 124
形成的評価　**67**, 184
原因帰属理論　137
研修の評価と改善　183

ゴール（目的・目標）　165
　──, わかる書き方　169
コンセプト　44, **73**
　──, ギデンスによる例　75
　──, ピアソンによる例　76
　── にもとづく学習方法　**73**, 89
コンポーネントスキル　87, 158

さ行

ジグゾー　175
思考発話　**39**, 64, 87
自己決定学習　117
自己調整学習　**128**, 130, 132
自己調整学習方略　142
市民（人々）中心の医療　3
熟練化における知識と構造の違い　87
熟達のモデル　38
生涯学習　5, 139
初期把握　31
事例（case）から学ぶ方法　42
シンクペアシェア　173
真正の学習　**6**, 167
診断的評価　184

スキーマ帰納　88

スモールステップ（化）　136

成人学習　116
成人学習者　5, **117**, 140, 146
　── の特徴をとらえたかかわり　120
先行オーガナイザー　89

総括的評価　184

た行

ターン&トーク　174
ダイバーシティ　12
「タイプ 1」過程（システム 1）　84
「タイプ 2」過程（システム 2）　84

知識・技能・態度（KSA）　170
　── の評価方法の一例　185
チャンク化　88

ディスカッション　**54**, 77, 173
ディブリーフィング　55
ディベート　173
展開する事例学習　42

投票　174

な行

内在化　119, **139**
内発的動機づけ　119, **138**
ナラティブな思考　89

二重過程モデル　84
人間の情報処理モデル　108
認識の準拠枠　121
認知的　129, **146**
認知連続体理論　107

は行

バックワードデザイン　166

フィッシュボウル　175
フューチャー・ナースファカルティ育成
　プログラム　8
プレブリーフィング　55
ブレンディッド・ラーニング　145

プロブレムベースド・ラーニング　145

保健師助産師看護師学校養成所指定
　規則　18

ま行

間違い探し演習　51

自ら学びを続ける 4 つの方略　146

メガケース　42
メタ認知　59, **129**, 142, 144

目的〔SBO，個別目標，行動（到達）目
　標〕　168
目標（GIO，一般目標）　168
目標設定理論　134
モチベーションの支援　**133**, 138
問題解決型学習　145

や行・ら行

よい（good）臨床判断　94

ラーニング・オーガナイザー　2
ラサター臨床判断ルーブリック日本語
　版　70, 71

リフレクション　42, **57**, 88, 126, 143
　── のさまざまなかたち　58
リフレクションシート　64
臨床推論　**28**, 97, 100, 108
臨床判断能力の評価　66
臨床判断の定義
　──，カペレッティ　95
　──，タナー　27
　──，マネッティ　99
臨床判断モデル，タナー　31
　──，解釈する　33
　──，気づく　31
　──，コンテクスト・背景・関係性
　　　　　　　　　　　　　　　　　30
　──，省察する　34
　──，反応する　34
　── を活用した看護計画書　62
　── を活用した実習記録　62
　── を枠組みにした学習ガイド　82

　── を枠組みにした問いかけの例
　　　　　　　　　　　　　　　　　56
　── を枠組みにしたリフレクションガ
　　イド　59
臨床判断を示すさまざまなモデル
　──，NCSBN–CJM　110
　──，OPT モデル　108
　──，看護師の思考発達モデル　109

ルーブリック　**66**, 102

ロールプレイ　176

人名索引

あ行

アンブローズ（Ambrose SA）　87, 158

池田葉子　40
岩崎久美子　117

エモリー（Emory J）　166

か行

ガニエ（Gagné RM）　155, 177
カペレッティ（Cappelleti A）　94, 105
上淵寿　130

ギーゲレンツァー（Gigerenzer G）　84
ギデンス（Giddens J）　74

楠見孝　85
栗田佳代子　38
グリン（Glynn DM）　97
グロウ（Grow G）　117

コルブ（Kolb DA）　57, **123**, 164

さ行

シャンク（Schunk DH）　129

鈴木克明　155, 177

スターンバーグ（Sternberg RJ）　109
スタンディング（Standing M）　102

た行

タナー（Tanner C）
　　　　　　8, 26, 37, 39, 52
　――の文献レビュー　93

デイ（Day L）　**43**, 51, 73
ディックソン（Dickson P）　110
テソロ（Tesoro GM）　109

な行

ニールセン（Nielsen A）　**54**, 60, 77

ノールズ（Knowles MS）　116

は行

バークレイ（Barkley EF）　176

ハイダー（Heider F）　137
バンデューラ（Bandura A）　129
バンニング（Banning M）　99

ビクター＝カミル（Victor-Chmil J）
　　　　　　　　　　　　101

ファショネ（Facione NC）　102
フェインステイン（Feinstein AR）　99

ペサット（Pesut JD）　108
ベナー（Benner P）　**8**, 99, 107

細田泰子　71

ま行

松尾睦　57
マネッティ（Manetti W）　98

メジロー（Mezirow J）　121

や行

安永悟　176

ヨハンセン（Johansen ML）　101

ら行

ラサター（Lasater K）　**68**, 100

レイサム（Latham GP）　134

ロショッテ（Rashotte J）　101
ロック（Locke EA）　134